QUELQUES IDÉES

DE

PHILOSOPHIE MÉDICALE.

PRÉFACE.

L'idée de mettre au jour ce travail m'a été suggérée à la suite de discussions entre des hommes jouissant d'une assez grande réputation , pour que malgré les personnalités dont elles ont été accompagnées, les questions principales, les questions de science débattues entre eux, valent la peine d'être reprises et plus approfondies, dans l'intérêt de progrès de la science, de la vérité, je dirai plus, de l'humanité. D'ailleurs elles ont eu trop d'influence sur quelques médecins sans doute peu instruits (1) ; puis sur le moral d'une partie d'une population, pour qu'elles ne soient pas entièrement éclaircies.

Des médecins prétendirent 1° que la thérapeutique avait des lois telles qu'on ne pouvait s'en écarter sans danger. Si ce ne sont pas là leurs propres expressions, c'est au moins leur pensée, le point

(1) Qu'on ne se méprenne pas sur le sens de mes paroles ; je ne m'adresse qu'à ceux qui y ont pris part , soit par leur bavardage ou leurs mauvais conseils, soit par leur coopération aux travaux du rédacteur principal. Si après la lecture de cette brochure ils n'étaient point satisfaits, convaincus, que l'envie leur prît d'y répondre, j'espère qu'ils opposeraient de la science à de la science, qu'ils la feraient juger, apprécier par des corps savans. C'est du reste au sein des académies que je les attends, que je les défie.

de départ de leur doctrine. Ils disaient : tels auteurs (MM. Marc, Dupuytren, Broussais, etc.) prescrivent tels médicamens (la belladone par exemple) à la dose d'un grain ou deux par jour : on ne peut pas en donner davantage sans tuer ses malades. Pour eux, c'est une règle qu'on ne peut et ne doit jamais enfreindre ;

2° Que les médicamens narcotiques (l'opium ou la belladone) n'avaient pas d'action, ne pouvaient pas empoisonner, quelque forte qu'en soit la dose, pris en lavemens, etc., etc.

Je m'arrête, persuadé que d'après ce peu de mots, le lecteur, quel qu'il soit, homme de lettres ou médecin, sait déjà à quoi s'en tenir sur le mérite de ces docteurs qui ont cependant de la réputation dans le monde scientifique.

De cette idée première que la thérapeutique avait une base invariable, qu'on ne pouvait outrepasser la dose d'un médicament narcotique prescrite par un auteur connu, ils ont conclu que les médecins qui les administraient à plus haute dose tuaient leurs malades.

Ce qu'on aurait de la peine à croire (je parle très sérieusement, je raconte les choses telles qu'elles se sont passées), c'est qu'ils ne se sont pas contentés de chercher à combattre leurs adversaires par des argumens saugrenus, par de fausses citations; ils en sont venus, ne pouvant pas répondre aux questions fondamentales qui leur étaient présentées, jusqu'à désigner de prétendues victimes. Quelles preuves donnaient-ils ? Ils n'avaient pas vu les malades ; ils ne connaissaient pas leur position ; ils ne savaient pas quels effets avaient produits les médicamens. Vous croiriez peut-être qu'alors ils employaient la voie de l'analyse, qu'ils basaient leurs raisonnemens sur des expériences, sur des faits, sur des données positives, ou bien qu'ils employaient la méthode expérimentale, la méthode baconnienne pour mieux démontrer ce qu'ils avançaient, point du tout. Ils se bornaient à dire : « *Vous avez* « *donné tel médicament narcotique à une dose* « *quatre ou six fois plus forte que tel auteur ; donc* « *vous avez tué vos malades.* » Telle a été leur éternelle réponse.

Quel est le médecin qui en lisant ces mots ne dira pas qu'il y a de la sottise de ma part à relever de pareilles absurdités, qu'elles n'en valent pas la peine, que de telles opinions n'ont même jamais été mises en question et qu'elles ne peuvent influencer qui que soit ? Je répondrai à cela qu'on leur a donné une tournure sophistique telle que des hommes même instruits ont pu être trompés, au moins ont pu rester dans le doute ; aussi je n'attache d'importance à prouver jusqu'à la dernière évidence que ces médecins ont complètement erré, que parce que ces erreurs ont été crues, inprimées, propagées, défendues enfin avec la plus vive et la plus inconcevable opiniâtreté.

Il est inutile de dire que les autres étaient d'un avis entièrement opposé, qu'ils ont exprimé en d'autres termes, peut-être en termes moins scientifiques ce qu'on va lire tout à l'heure.

Dans le cours de l'ouvrage je cherche à établir : 1° que la thérapeutique n'a pas de base fixe; 2° que les médecins doivent avoir des connaissances positives sur les moyens qu'ils emploient dans leur pratique; 3° qu'ils doivent savoir comment agissent les médicamens narcotiques pris par l'estomac, en lavemens, etc.; 4° que ces médicamens narcotiques ne sont pas plus des poisons à la dose d'un grain qu'à celle de dix, que cela dépend de la maladie, de son intensité, des tempéramens, etc., etc.

Si par cet écrit, par les détails de science que je donne et qui m'ont été fournis par la lecture des bons livres, si par mon expérience, par l'observation de la nature même, je puis prouver à ces médecins qu'ils se sont trompés, si enfin ce travail peut leur être de quelque utilité, soit en leur donnant le goût de l'étude pour approfondir ces points de la science si importans dans l'exercice de la médecine, soit en leur faisant voir les graves erreurs dans lesquelles ils sont tombés, erreurs qui pourraient compromettre à la fois et leur réputation et la vie de leurs malades, mon but sera atteint, mon ambition satisfaite.

QUELQUES IDÉES

DE

PHILOSOPHIE MÉDICALE.

§ 1. Généralités sur la Thérapeutique.

La thérapeutique a pour objet le traitement des maladies, c'est à dire de rappeler la santé, de rétablir l'ordre dans les fonctions avec des agens dont le choix est fait selon l'indication que présentent les phénomènes morbides. Cette science, la plus utile en médecine, a été enrayée dans sa marche par différentes théories, malgré les efforts et les lumières des hommes éclectiques les plus distingués qui l'ont enrichie, de ceux qui l'enrichissent chaque jour de brillantes observations, et malgré les découvertes qu'a faites et que fait continuellement la chimie. Il est incontestable que l'esprit de système qui depuis long-temps fait sentir sa funeste influence aux sciences médicales, lui a été particulièrement nuisible, et a dû contribuer beaucoup à retarder ses progrès. Les uns, exclusifs dans leur manière de voir, ont cessé de consulter les nombreuses et précieuses recherches qui avaient été faites sur les vertus des médicamens; ils ont rejeté ce qui, consacré par l'expérience, contredisait leur système : d'autres, soit mauvaise direction donnée à leurs études, soit manque de connaissances, sont allés jusqu'à ce point de scepticisme, qu'ils ont révoqué en doute l'efficacité des substances les plus héroïques.

L'observation des effets des remèdes, de leur succès ou de leur insuccès dans les maladies est le seul guide à suivre pour former cette partie de la médecine : nier son importance pour la certitude de la pratique présente et pour celle à venir, c'est retomber dans le chaos, dans le plus désolant empirisme. Avec la masse de faits que nous ont laissés et que nous donnent tous les jours les grands maîtres, la thérapeutique ne pourrait-elle pas dès à présent devenir une science presqu'en rapport avec les autres branches de l'art de guérir, si, mettant de côté toute idée préconçue, on étudiait davantage les substances dont les propriétés médicinales ont déjà été justement appréciées; si on rassemblait ou plutôt si on cherchait à coordonner les observations du plus haut intérêt qui sont comme perdues dans cette quantité innombrable de journaux périodiques de médecine ? Jamais l'art de guérir n'a été aussi riche en faits, eu observations exactes que dans ces derniers temps: aussi le médecin qui, sans système exclusif, a le bon esprit de suivre les progrès de la science, peut mettre à profit dans les mêmes circonstances que celles dans lesquelles ils auront été préconisés, **un** grand nombre d'agens modificateurs les mieux éprouvés ; c'est pourquoi il dirigera toujours bien son traitement, quand il emploiera une substance dans une maladie donnée, par la raison qu'elle réussit ordinairement dans la même maladie. N'est-ce pas aussi sous l'empire des théories médicales qu'on a vu exalter sans mesure ou déprécier sans examen les méthodes de traitement fondées sur l'expérience des siècles, ou les médicamens les plus précieux, comme le tartre stibié, les purgatifs, etc.

La bonne thérapeutique ne doit s'appuyer sur aucune opinion exclusive, puisqu'il n'est pas possible, dans l'état de la science actuelle, de l'établir sur des bases invariables. Elle doit puiser ses principes dans chaque maladie et chercher à faire, dans les systèmes, le triage des vérités qui peuvent lui être utiles. Les maladies étant différentes et par leurs causes et par leur nature, elles exigent des méthodes de traitement quelquefois différentes par leur action. Nous ignorons la manière dont les médicamens agissent sur l'économie animale ; l'analyse clinique seule doit nous servir à déterminer l'indication thérapeutique. Il est impossible d'en donner l'explication ; nous avons même peu d'espoir de la connaître un jour, à moins qu'on ne parvienne à découvrir les lois de l'organisme, ce qui n'est pas probable et ce qui ne nous instruirait peut-être pas davantage sur leur action intime. D'ailleurs, c'est déjà beaucoup de savoir qu'on peut guérir telle maladie par un moyen sur les propriétés duquel l'expérience a prononcé, mais dont nous ne pouvons pas précisément expliquer le mode d'action. Les bons éclectiques se contentent de ce que leur offre l'expérimentation ; aussi leur thérapeutique ne cesse d'acquérir des connaissances ; bientôt, en se perfectionnant encore, elle se simplifiera de plus en plus, et elle nous donnera pour la curation de certaines maladies considérées comme incurables, des secours qu'elle ne paraissait pas avoir lieu d'attendre.

§ 2. De la thérapeutique de la doctrine physiologique.—Quelques
passages contradictoires avec la base de ce système. — Faits
qui détruisent les vues thérapeutiques exclusives des médecins
physiologistes.

La doctrine physiologique n'admet qu'une espèce de maladies, dans laquelle on ne voit que des
gradations plus ou moins marquées de l'irritation (1) et une seule classe de remèdes, des antiphlogistiques. Comme toutes les recherches de thérapeutique repoussent ces idées hypothétiques, en
établissant que la plupart des médicamens jouissent
de vertus spéciales que l'expérience seule et non le
raisonnement peut constater, les physiologistes re-
jettent avec dédain les travaux de leurs devanciers;
ils soutiennent que les expériences faites par ceux-ci
ont été mal faites; qu'elles sont fausses ou erronées.
Il n'y a même pas jusqu'aux agens les plus salu-
taires qui ne soient l'objet de leur mépris. Toute
leur thérapeutique consiste à employer les saignées, les sangsues, à imposer le régime le plus
sévère, et à donner les tisanes émollientes pour boissons. Ils ne tiennent aucun compte des habitudes.

(1) L'ab-irritation ou les maladies par débilité sont en si petit
nombre dans ce système qu'on peut dire qu'elles ne figurent que
pour la forme.

Ils ne font de différence entre les âges que pour l'évaluation d'une plus ou moins grande quantité d'antiphlogistiques à employer. Qu'arrive-t-il aussi la plupart du temps? c'est qu'ils éternisent les maladies, qu'ils perdent les occasions favorables à l'usage de médicamens qui auraient rendu de grands services, auraient sauvé même certains malades d'une mort qu'ils n'auraient pas écartée par leur thérapeutique, ou qu'ils affaiblissent considérablement et inutilement leurs malades qui ont des convalescences longues et pénibles; que l'estomac, privé pendant si long-temps de principe alibile, souffre et finit par s'enflammer réellement. Heureux encore les malades qui s'en tirent pour ce dernier inconvénient! Cette manière unique de traiter toutes les maladies ne rappelle-t-elle pas ce magistrat dont un auteur nous a conservé l'histoire (Henri-Étienne, je crois), et qui n'avait qu'une formule en matière de procès criminels. Si l'accusé était vieux: « Pendez, pendez, disait-il, il « en a fait bien d'autres; s'il était jeune : Pendez, « pendez, il en ferait bien d'autres. »

Je veux bien que la diète soit généralement indispensable dans les maladies aiguës (rarement très prolongée); mais je crois qu'il est des circonstances, surtout lorsqu'il y a de la faim, ensuite dans les maladies chroniques , où elle serait souvent nuisible , où même elle ne ferait qu'augmenter les souffrances du malade , aggraver la maladie. Il est quelquefois nécessaire de donner une nourriture légèrement substantielle; de même il est quelquefois utile de saigner , mais aussi il est des cas dans lesquels on doit employer d'autres agens thérapeutiques. Si des observations multipliées , l'expérience enfin , n'avaient pas déjà convaincu mille fois d'erreur le système de M. Broussais , n'est-il pas évident que lui-même en est venu saper les bases par des contradictions manifestes? D'abord dans son discours préliminaire des Annales pour l'année 1832, il dit :

« *Il est une providence intérieure dans l'orga-*
« *nisme , à laquelle le médecin qui veut guérir ,*
« doit s'en rapporter pour les compositions, les dé-
« compositions, les dépurations des fluides et des
« solides. Cette providence n'est autre *chose que*
« *les lois vitales dont le secret nous échappe.* »
Et dans les Annales de la médecine physiologique
(cah. janv. 1832, p. 23), il déclare que, « l'irri-
« tation et l'ab-irritation ne sont pas les raisons
« suffisantes des maladies ; que ces modifications
« fournissent les signes des états morbides , et
« qu'elles servent de base au traitement en signa-

« lant au médecin quels sont les modificateurs qui
« diminuent l'intensité des symptômes et quels
« sont ceux qui l'augmentent.....; qu'ainsi , elles
« sont les guides de l'observateur dans le diagnos-
« tic et le traitement des maladies. » Nous pour-
rions signaler bien d'autres contradictions qui ne
feraient que prouver de plus en plus que M. Broussais ne fait plus reposer toute la médecine sur l'irritation, qu'il voit qu'il y a autre chose dans l'inflammation même la mieux caractérisée, qu'une
augmentation de sensibilité et de contractilité (ce
que personne ne lui contestera), et qu'il paraît
rentrer, à son insu probablement, dans la bonne
voie , dans celle de l'éclectisme. N'est-il pas bien
clair qu'il admet ici que l'irritation n'est pas l'es-
sence de la maladie , qu'elle n'en est que la modi-
fication , qu'il y a en elle un inconnu, un *quid
ignotum, une providence intérieure*, comme vou-
dra l'appeler M. Broussais, qui est le plus essentiel à connaître et que nous ne connaissons pas
encore?

Les physiologistes proscrivent les purgatifs, par
la crainte, disent-ils , de l'irritation qu'ils peuvent
causer; ce qui est absurde : car si l'estomac avait
la vingtième partie de la sensibilité dont ils le gra-
tifient , il serait hors d'état de remplir ses fonc-

tions. Les médecins anglais et italiens purgent à
tout propos, même dans les entérites les plus aiguës, et s'il survenait par cette médication des accidens graves, ils changeraient cette manière de faire
la médecine. Ne voyons-nous pas tous les jours les
anglais qui, sans consulter de médecin, prennent
des sels purgatifs, du calomélas, etc., et cependant sans qu'ils aient lieu généralement de s'en
repentir? Sans doute qu'ils en abusent; mais l'a-
bus même qu'ils en font prouve que ces purgatifs ne sont pas aussi dangereux que les font les
médecins physiologistes (1). J'ai vu plusieurs per-

(1) D'autres plumes plus savantes que la mienne ont réfuté
depuis long-temps et avec un plein succès la doctrine de M. Broussais; aussi je ne veux signaler ici que quelques idées qui sont con-
traires à son système et qui ont principalement rapport à la thérapeutique. Voyez encore le jugement sévère, mais juste, des
rédacteurs de la Gazette médicale dans l'examen de la doctrine
physiologique appliquée à l'étude et au traitement du choléra-
morbus (1832). Citons un passage de la préface de ce remarquable
ouvrage, pour faire voir que la doctrine de l'irritation est appré-
ciée aujourd'hui à sa juste valeur.

« La doctrine de M. Broussais est jugée et condamnée il y a
« long-temps; ses idées sur l'irritation et sur la gastro-entérite
« ont été convaincues d'erreur, et il n'y a pas maintenant,
« dans toute la jeunesse médicale de nos écoles, un seul partisan
« du physiologisme pur. La science a pris une autre direction et
« un autre caractère, et le système physiologique n'est déjà plus
« qu'un débris, qu'un fait historique, qui s'enfonce chaque
« jour dans le passé. L'inventeur lui-même, immobile au milieu

sonnes consulter des médecins pour de la chaleur, des douleurs à la région épigastrique, enfin pour ce que ces mêmes médecins appelaient des gastrites. Ils les mirent à la diète, leur appliquèrent

« du mouvement universel, ne s'est pas aperçu qu'il restait en
« arrière. Et il accuse de paresse la génération qui l'a dépassé et
« qui l'oublie !... Effrayé de la solitude qui se forme si vite autour
« du pouvoir tombé, il s'en prend à des ennemis imaginaires et
« cherche querelle aux browniens dont lui seul a retenu le nom ;
« il s'étonne de ce qu'on ne s'occupe plus de lui, même pour le
« combattre, et prend toutes ces marques d'indifférence et d'ou-
« bli pour une conspiration.
    « Il aurait dû pourtant, mieux qu'un autre, s'attendre à cette
« destinée. Historien de la médecine, il a pu voir que les sys-
« tèmes ne sont pas éternels, et les systématiques pas davantage.
« Pourquoi voudrait-il que des théories eussent le privilége exclu-
« sif d'enchaîner à jamais l'esprit humain? Les systèmes de Galien,
« de Thémison, mécaniciens, de Cussen, de Brow, les théories
« des chimistes, des humoristes ont péri ; et certes, ni le génie,
« ni la grandeur des conceptions, ni le nombre des sectateurs,
« ni l'enthousiasme contemporain, n'ont manqué à ces chefs d'é-
« cole ; il ont pourtant succombé tous, car la loi du progrès le
« veut ainsi. M. Broussais a le malheur de survivre à ses idées :
« il est à plaindre, mais il n'a pas le droit de s'étonner ni de s'ir-
« riter. »
    L'homœopathie, qui ne date que de peu d'années, après avoir
fourni son contingent de vérités à la science, comme tous les systèmes exclusifs, sera aussi bientôt oubliée. M. Hahnemann qui en
est l'inventeur fait reposer toute la médecine, comme on sait,
sur cette sentence : *Similia similibus curantur.*
    Citons seulement un passage singulier de cette nouvelle doctrine,
passage qui bien certainement n'est pas du nombre des vérités
qu'elle peut contenir :
    « Le miasme de la gale est la source et l'origine d'une foule de

des sangsues , les tinrent à un régime sévère pendant plusieurs mois. Fatigués de ne pas éprouver
d'amélioration , ces malades prirent des purgatifs
et se guérirent radicalement. Ils ont toujours recours à ces moyens lorsqu'ils éprouvent de semblables indispositions.

Je suis loin d'approuver cette médication qui
employée dans toutes les maladies , dans toutes les
circonstances , peut avoir des suites fâcheuses ;
mais encore ceci n'en prouve pas moins que les
médecins physiologistes se trompent étrangement
sur la thérapeutique de leur prétendue gastrique;
que les affections diverses dont l'estomac est susceptible nécessitent pour leur guérison des modes

« maladies aiguës et chroniques. Cette gale , dit-il , est la seule
« vraie cause fondamentale et productive de toutes les formes
« morbides qui , sous le nom de faiblesse nerveuse, hystérie ,
« hypocondrie, manie, mélancolie, épilepsie, spasme de toute
« espèce , rachitisme, scoliose et cyphose, migraine, surdité, ca
« taracte , amaurose, gravelle, etc., figurent dans les pathologies
« comme autant de maladies propres, distinctes et indépendantes
« les unes des autres. » (p. 183).

N'est-ce pas le cas de répéter avec Hobbes : « Quand la raison
« est contre un homme, cet homme, à coup sûr , sera contre la
« raison. »

Si je ne transcrivais point textuellement l'ouvrage de M. Hahnemann , on aurait pu croire qu'il n'était pas possible que l'imagination d'un homme recommandable par son instruction et une
longue carrière parcourue honorablement, pût délirer à ce
point de dire de pareilles absurdités.

de traitement souvent opposés, quoique toutes, (la gastralgie, la fièvre gastrique simple, etc.,) présentent quelques symptômes de la gastrite franche. Il n'y a peut être pas de médecin qui n'ait vu dans sa pratique, des gastralgies empirer avec l'usage des antiphlogistiques, et guérir radicalement au moyen d'un régime un peu tonique et des sédatifs. Je pourrais pour ma part en citer plusieurs observations. Le traitement varie la plupart du temps selon l'espèce de maladie; puis chacune différant selon les sujets qui en sont atteints, nul doute que la méthode thérapeutique ne doive être modifiée convenablement dans une foule de cas. Sans cela point de guérison assurée, point de médecine; car, comme l'a dit le savant Chaussier : « Il n'y a point de spécifique en médecine; la méthode seule peut assurer le succès dans les maladies : par exemple, le mercure n'est pas plus le spécifique de la syphilis que le quinquina n'est celui des fièvres intermittentes, etc. »

§ 3. Des traitemens différens employés dans la même maladie par des médecins d'une opinion opposée.—Réussite de ces différens modes de traitement.— Explication.— Excellence de la thérapeutique des éclectiques.— Inconséquence des médecins physiologistes.

Que penser des modes de traitement si différens dans la même maladie par des médecins français, et dans des pays où les sciences sont en honneur comme en France? Car on ne dira pas que les médecins anglais et italiens sont ignorans : ils ont les mêmes moyens d'apprendre la médecine que nous. Le seul reproche qu'on puisse leur adresser, c'est d'être un peu trop systématiques, et ne pouvons-nous pas en dire autant de nos compatriotes? D'où vient donc que les uns nous vantent leurs succès par les purgatifs, les autres par les sangsues, etc.? Voici en partie ce que je pense à cet égard.... La plupart n'ont eu affaire qu'à des maladies dont ils nous exagéraient l'intensité pour mieux faire prévaloir leurs agens thérapeutiques, maladies qui auraient été guéries ou sans les purgatifs ou sans les sangsues. N'est-ce pas ce que nous avons vu pour beaucoup de maladies, dernièrement encore pour le choléra? C'est bien là un des plus grands obstacles à la marche plus ra-

pide de la thérapeutique. Qu'on compare les mêmes faits de guérison décrits par des hommes d'ailleurs très instruits, mais d'une opinion différente,
on sera étonné de la manière entièrement contra-
dictoire dont ces faits sont considérés, des traitemens différens qui ont été employés, et des conclusions opposées auxquelles ils arrivent..... Pour
prouver la supériorité d'un traitement, l'incontestable utilité d'un médicament, il faudrait qu'ils
fissent céder sous leur influence une maladie qui
mettait évidemment les jours du malade en danger. On ne pourrait donc apprécier la valeur de
plusieurs méthodes; on ne verrait de différence
réelle pour les succès, que lorsqu'elles seraient
employées dans les mêmes maladies, dans celles
les plus intenses, contre lesquelles la nature seule
ne pourrait rien, maladies enfin qui exigeraient
impérieusement les secours de la médecine. Citons
des exemples pour mieux nous faire comprendre.

Un médecin physiologiste qui serait appelé pour
traiter une maladie qui offrirait des symptômes
violens d'une inflammation, saignerait abondamment, appliquerait des sangsues, etc. Si la maladie empirait, il continuerait les mêmes moyens,
persuadé qu'il ne doit pas agir autrement d'après
son système. Le malade vient à succomber. A l'au-

topsie, on trouve ce qu'il appelle de l'inflammation, des rougeurs, épaississement des membranes, des ulcérations, etc. Il dirait que la maladie était au-dessus des ressources de l'art, qu'il a fait tout ce qu'il devait faire, qu'un médecin prudent ne pouvait pas agir autrement, puisque c'est une inflammation qu'il combattait, et qu'il n'a trouvé que de l'inflammation. Quoi! voilà ce que vous appelez faire de la médecine prudemment, chercher à guérir avec de petits moyens... (je vous l'ai entendu dire). Vous savez souvent que vous ne guérirez pas, et vous vous obstinez, malgré le fâcheux pronostic que vous portez, à ne pas vouloir employer des médicamens qui, administrés convenablement, peuvent concourir avec ou sans les évacuations sanguines à la guérison de certaines maladies! Vous préférez abandonner un malade, le condamner à une mort inévitable, plutôt que de donner des agens qui ont réussi dans les mêmes cas, et cela, parce que votre théorie les proscrit; parce qu'ils sont conseillés par des hommes qui ne partagent pas votre manière de voir; parce que ces mêmes médecins pensent qu'il y a autre chose que de l'inflammation dans ces maladies; parce qu'ils veulent qu'on puisse guérir par d'autres moyens que les antiphlogistiques ou avec eux des maladies

que vous regardez toujours comme purement in-
flammatoires, et qu'on ne doit traiter suivant vous
que par des affaiblissans, comme si elles n'étaient
pas très variées, ne subissaient pas des modifications à raison de l'âge, du sexe, des tempéramens,
de la saison, du climat, de la nature des causes
qui les engendrent, de la profession que le malade
exerce, des maladies auxquelles il a été sujet, etc.;
comme si vous connaissiez mieux qu'eux le changement moléculaire qui s'opère en elles, dans l'inflammation, le cancer, les tubercules, le squirrhe,
le scorbut, l'ostéo-sarcôme, le spina-ventosa, la
pneumonie, la syphilis, les dartres : et dans cette
autre espèce que vous regardez comme étant des
inflammations gastro-intestinales franches, la fièvre jaune, le typhus, le choléra, les fièvres intermittentes, etc. Cependant avec un peu d'attention
et la volonté de bien examiner, on voit que ces
dernières surtout ne sont pas des degrés de la même
maladie, qu'on les guérit avec des moyens qui
n'auraient fait qu'augmenter le mal, si elles étaient
de véritables gastrites. *Oculos habent et non vi-
debunt.*

J'ai vu (et il n'y a pas de praticien sans préven-
tion qui n'ait été à même de vérifier ce fait) l'administration de l'ipécacuanha, des lavemens opia-

cés et amidonnés , ou avec la poudre de charbon de bois , arrêter presque (1) constamment les premiers symptômes du choléra (la cholérine), tandis qu'on voit dans les journaux de médecine, que quelques cholérines traitées par les antiphlogistiques ont dégénéré en vrai choléra bleu. Il arrivait encore ici le contraire de ce qui aurait dû arriver, si la doctrine de M. Broussais avait été la véritable médecine. Ne paraît-il pas incroyable que des hommes de si grand mérite ne voient que de l'inflammation dans toutes les maladies, qu'ils les traitent toutes de la même manière lorsqu'elles sont si distinctes, qu'elles appartiennent à des causes si différentes, lorsqu'enfin il est maintenant prouvé par l'expérience qu'elles nécessitent des modes de traitement particuliers et quelquefois opposés?

Un médecin éclectique qui serait appelé pour le même cas que le physiologiste, appliquerait des sangsues ou saignerait abondamment, etc. ; mais s'il voyait la maladie empirer avec ces moyens qui étaient d'abord indiqués, il les abandonnerait pour en administrer d'autres préconisés en pareil cas.

---

(1) J'aurais pu dire que ces moyens m'avaient toujours réussi ; car je ne me rappelle pas qu'ils aient manqué une seule fois leurs effets curatifs.

Il n'aurait pas mis le même entêtement que le premier : il aurait pu ne pas réussir ; car il n'est malheureusement que trop vrai qu'il y a des affections au-dessus des ressources de l'art ; au moins il aurait usé de toutes les ressources de la médecine, d'agens avec lesquels d'autres médecins que lui ont obtenu des succès.

J'ai été témoin d'un cas assez intéressant pour qu'il trouve sa place ici. Il vient à l'appui de ce que j'ai dit plus haut. En voici en peu de mots l'observation :

Une femme forte, d'un tempérament sanguin, tombe malade d'une inflammation de poitrine à la suite d'une répercussion de transpiration. Le médecin de la maison est appelé. Il fait trois ou quatre saignées, applique un grand nombre de sangsues. Le mal fait des progrès étonnans. Le médecin craint même la gangrène du poumon. La face était livide, hippocratique ; la respiration, très difficile. Il y avait du délire. Le râle était survenu , etc. Voyant qu'elle allait infailliblement succomber s'il insistait sur les antiphlogistiques, il prescrit quatre grains de tartre stibié à prendre à doses fractionnées dans l'espace de douze heures. Il en surveilla les effets : point de nausées, point de vomissemens. Il en donna six autres grains, ce qui fait dix grains pour vingt-quatre heures. Le lendemain le râle avait cessé. (20 grains de tartre stibié). Les sueurs devinrent très abondantes, le délire cessa, la respiration parut un peu plus facile. Le troisième jour, il en administra trente grains ; la respiration devint plus libre encore ; les sueurs de plus en plus abondantes. On suspendit l'usage du remède, la malade était hors de danger. Le sixième jour, elle était en pleine convalescence. M. Cayol n'avait-il pas raison de dire, « que les systèmes en médecine étaient des idoles auxquelles on sacrifiait des victimes humaines ? » N'est-il pas évident que si cette malade avait eu pour médecin un Broussaisiste, elle aurait succombé ? il n'aurait jamais voulu employer un médicament qui, selon lui, est un remède incendiaire, et à plus forte raison dans ce cas, à cause de la fièvre et d'une aussi violente inflammation.

On pourrait en dire autant de bien d'autres maladies contre lesquelles les médecins éclectiques ont des moyens dont ils varient l'emploi selon les symptômes, les âges et surtout selon la gravité de la maladie. En effet, quels sont ceux qui n'ont pas vu guérir quelques phthisiques ? N'est-il pas vrai qu'il est des agens qui, bien combinés, peuvent guérir des individus dont le tissu du poumon est évidemment attaqué, désorganisé dans quelques points ? Ces cas sont assez rares ; cependant il n'est pas moins incontestable qu'on en voit de temps en temps quelques-uns entre leurs mains, échapper à une mort à laquelle ils sont toujours condamnés par les physiologistes.

J'ai émis une autre opinion en 1828 dans un mémoire présenté à la Société de médecine pratique de Montpellier, imprimé en partie dans l'*A-beille médicale* (avril 1830). Depuis que j'ai fait de nouvelles observations, j'ai bien changé d'avis.

Que penser encore de l'idée d'un écrit physiologique tout moderne dans lequel il est dit que : « le traitement des maladies de l'intestin grêle et de l'estomac, est une des parties les moins avancées de la thérapeutique. » (M. Boisseau, p. 551). N'est ce pas condamner de nouveau la médecine de M. Broussais, avouer son impuissance, convenir qu'elle est dans une grande ignorance sur les maladies de l'appareil qu'elle a tant travaillé ? Que peut-on attendre pour celles qu'elle a moins étudiées encore, pour les altérations les plus disparates qu'elle prend toujours pour des inflammations ? Si ces messieurs étaient conséquens, se plaindraient-ils de ce que la thérapeutique de quelques maladies, surtout de celles qu'ils doivent connaître le mieux, et d'ailleurs de toutes les maladies, est peu avancée? J'admets avec eux pour un moment, que toutes les affections sont des inflammations ; j'admettrais par conséquent qu'elles doivent être traitées par les affaiblissans. Quelle difficulté se présentera-t-il pour les soigner? Ai-je encore quelque chose à découvrir? Non. Je sais que toutes les maladies sont des irritations plus ou moins violentes, et que je ne dois pas sortir de la classe des antiphlogistiques. Quels sont ces affaiblissans? Y en a-t-il qui nous soient inconnus? Non. Nous savons qu'ils se composent de la saignée, des sangsues, du repos, de la diète, des boissons émollientes et rafraîchissantes, des lavemens, des bains, de la glace, des cataplasmes, des fomentations émollientes et de quelques révulsifs. Quels obstacles alors pour leur application? Aucun. Chez un homme fort, d'un tempérament sanguin, attaqué d'une inflammation, je saignerais plus ou moins abondamment selon l'intensité du mal et la force de sa constitution : chez une femme attaquée de la même maladie, je devrais en général ôter moins de sang. Chez les enfans, j'appliquerais préférablement quelques sangsues. Chez tous la diète, les lavemens, les boissons rafraîchissantes. Chez d'autres, je n'aurais besoin d'employer que ces derniers moyens : enfin il n'y aura de différence que du plus au moins; c'est toujours du sang qu'il faut tirer, ou user de moyens équivalens.

Faisons voir par une observation supposée comment M. Broussais et ses disciples soignent toutes les maladies. Prenons pour exemple une gastro-entérite; je dis gastro-entérite, parce que c'est cette dénomination que lui donneraient toujours ces messieurs, qu'ils aient affaire à un embarras gastrique, intestinal, ou à une fièvre gastrique simple, à la fièvre jaune, au choléra. Voici tout le secret de leur système :

1er jour. Saignée ou 50 sangsues à l'épigastre et dans les fosses iliaques ; cataplasme après la chute des sangsues sur le ventre. *Cataplasme autour des pieds, des genoux, au dos*, diète absolue. Limonade légère, deux litres. Lavemens émolliens.

2e jour. 30 sangsues. Le reste *ut suprà*.

3e jour. 20 sangsues. Le reste *ut suprà*.

4e jour. 20 sangsues. (*id.*)

5e et 6e jusqu'à six semaines, deux mois, diète, lavemens, cataplasmes : puis vient la convalescence pour ces messieurs : je dis pour ces messieurs; car il y a déjà 15 à 20 jours au moins que

le malade prend des alimens, du vin, etc. J'ai
vu faire cette médecine dans quelques hôpitaux
où les malades achetaient des vivres ; à leur
défaut ils mangeaient du cataplasme pour apaiser
une faim dévorante. Oui, je l'ai vu exercer pendant plusieurs années par des hommes instruits
qui faisaient couler le sang par torrent, et qui lais-
saient mourir leurs malades de faim. Bref, la convalescence commence :

1er jour. Une cuillerée de bouillon coupé aux
deux tiers d'eau ; cataplasme ; lavement. 2e jour
(idem.) 3e jour, une cuillerée avec partie egale
d'eau, le reste *ut suprà.* 4e jour, une cuillerée de
bouillon pur. 5e jour, deux cuillerées. 6e jour,
idem. 7e jour, trois cuillerées. 8e jour, quatre cuillerées. 9e jour, cinq cuillerées. 10e jour, six cuillerées. 11e jour, huit cuillerées. 12e jour, un demi
bouillon (un quart de litre). 13e jour, *idem.* 14e
jour, bouillon entier. C'en est assez pour faire voir
la gradation qu'on suivra pour les autres alimens.
Il est vrai, comme je l'ai dit, que le malade ne s'en
tenait pas là, lorsqu'il était en position de pouvoir
le faire : mais aussi quelles souffrances enduraient
les malheureux qui n'avaient aucune ressource,
ou qui n'avaient que celle de manger du cataplasme.
Telle est cette thérapeutique qui est la même pour

toutes les maladies. Elle est réglée comme une horloge. Il semble que la nature se plie ainsi à de semblables calculs. Ces médecins savent toujours d'avance ce qu'ils feront chez tous les malades, quelles que soient leurs maladies. Il faut cependant qu'il en soit ainsi tant qu'ils seront d'accord avec leur théorie. Car s'ils disaient: *Il est nécessaire* que nous nous écartions un peu de notre méthode exclusive, que nous nous servions quelquefois de l'ipécacuanha, de l'émétique, des purgatifs dans quelques affections gastriques, autant vaudrait-il dire : Notre système ne vaut plus rien, il est usé, il n'existe plus ; il faut en fonder un autre, ou ajouter à l'irritation quelque chose qui est plus essentiel. Ne serait-il pas beaucoup plus raisonnable de faire cet aveu dans ce moment puisque leur conviction paraît ébranlée? Ces hommes si absolus autrefois n'avouent-ils pas maintenant tacitement qu'ils se sont trompés, qu'il y a autre chose que les antiphlogistiques pour combattre les maladies? Je ne puis croire qu'ils aient l'idée, l'espoir de vouloir découvrir des moyens plus affaiblissans que la saignée, les sangsues et la diète. Ce n'est pas là ce que veut dire M. Boisseau. Qu'entend-il alors par traitement de maladies peu avancé? Pour peu que ces messieurs continuent, ils finiront par rendre la doctrine physiologique inintelligible.

---

§ 4. Moyens de devenir bon praticien.—Qualités innées indispensables.

Est-il possible à d'excellens médecins éclectiques d'apprendre aux autres à saisir les indications thérapeutiques dans toutes les affections, comme ils le font eux-mêmes, c'est à dire d'indiquer dans des ouvrages, d'après des données positives, les circonstances dans lesquelles un agent thérapeutique doit être donné plutôt qu'un autre ; qu'on doit le suspendre pour le remplacer par un autre ; qu'on doit le changer selon les symptômes, la diminution ou l'augmentation de la maladie? Faire cette médecine au lit du malade est chose possible ; mais l'enseigner dans les livres, c'est fort difficile, c'est un travail qui n'a jamais été entrepris. Comment faire alors pour devenir bon médecin? un des meilleurs moyens à mon avis, c'est, outre beaucoup de connaissances en anatomie et en physiologie qu'il est nécessaire d'acquérir, d'assister à la clinique des médecins les plus renommés par leurs faits pratiques. Les études seules ne suffisent pas ; bien plus si un médecin, après avoir suivi les cours des facultés de médecine cessait de suivre les progrès de la science, il aurait bientôt oublié les bons préceptes qu'il y aurait puisés : il deviendrait un mauvais praticien ; ce qui serait plus sensible, si on le comparait avec un autre qui, s'étant trouvé dans la même position, lirait les journaux de médecine, etc. : tant il est vrai de dire qu'on ne peut pas en conscience s'en rapporter à sa seule expérience, qu'il faut s'aider de celle de ses confrères, et que nous devons nous faire part les uns et les autres de nos succès et même de nos insuccès dans la pratique. Il est aussi des qualités sans lesquelles il est impossible de faire une bonne médecine, même avec les études les plus accomplies, c'est d'avoir un jugement sain, un esprit observateur et du tact médical. Ces qualités sont innées et malheureusement très rares. La théorie et l'expérience ne les donnent pas. Les grands maîtres qui les possédaient au suprême degré n'ont jamais pu par leurs écrits nous donner la plus petite idée de leur talent médical. Il fallait les voir au lit du malade pour pouvoir les apprécier. Ceci est si vrai que les plus forts dans la connaissance et le traitement des maladies se sont trouvés dans l'impossibilité de transmettre autrement que par leur exemple ce tact de l'observation, ce qui constitue le plus essentiel de notre art. Les mêmes difficultés existent pour toutes les sciences. En supposant que les principes en fussent bien établis, qu'elles aient une base fixe, invariable, elles seraient toujours le partage d'un très petit nombre d'individus : c'est ainsi que les règles de la poésie ne font pas le grand poète : celles des mathématiques, le grand mathématicien : celles de la chimie, le grand chimiste : celle de la musique, le grand musicien, pas plus que les principes de la médecine ne font pas le grand médecin ; fût-elle même à son apogée de perfection, on verrait toujours très peu de bons médecins. Il faut pour chacune de ces sciences le génie propre à pouvoir les comprendre, et on sait combien la nature est avare de ce talent ! Corvisart, Beaumes, Bayle, Portal, etc., seraient morts tout entiers comme médecins particuliers, si la tradition de leurs exemples n'avait été conservée par leurs disciples (M. Cayol). Jamais médecins n'avaient porté plus loin la finesse du tact médical, du diagnostic et des indications thérapeutiques.

Toutes ces belles qualités si nécessaires selon nous pour être bon praticien n'eussent cependant pas été indispensables, si le réformateur moderne avait réellement trouvé le principe primordial, ce grand *desideratum* qui pût servir de conducteur pour tous

les modes de traitemens, qu'on n'ait plus qu'à pro-
portionner la force des antiphlogistiques selon le
degré des maladies, selon les âges, les tempéramens,
Combien alors l'exercice de la médecine fût devenu
facile! Les hommes d'une grande médiocrité auraient
pu faire la médecine tout aussi bien que les hommes
les plus distingués par leurs profondes connaissances. Que de grâces nous aurions eu à lui rendre!
C'eût été avec raison qu'on l'aurait appelé le Sau-
veur de l'humanité. Non, il n'y aurait plus eu de
mauvais médecins. Ce système si facile à comprendre, ses applications thérapeutiques si faciles à
faire auraient rendu les études bien commodes et de
très peu de durée. En quelques mois, un homme
étranger à l'art de guérir aurait pu connaître toute
la médecine ; on aurait même pu se passer de médecins (je veux dire d'hommes qui en font leur unique
profession), enseigner cette science aux jeunes
gens qui fréquentent les colléges, et à toutes les personnes qui reçoivent une certaine éducation. N'au-
rait-on pas pu être son propre médecin? Malheureusement, nous n'en sommes pas là. Il n'y a pas
lieu même d'espérer, malgré les perfectionnemens
dont la médecine est susceptible, que de nouveaux
inventeurs de systèmes la réduisent à ce degré
de simplicité, qu'elle pourra un jour être à la

portée de toutes les intelligences.Oui, je suis certain que l'exercice *de la bonne médecine* ne sera à toutes les époques que le domaine de quelques êtres - privilégiés.

---

§ 5. Scepticisme de quelques médecins.

On disait un jour à un médecin célèbre qu'un de ses confrères, médecin physiologiste, ne croyait pas à la médecine : « Si c'est à la sienne, répondit-« il, il a raison.» En effet les médecins que j'ai vus pousser le plus loin le scepticisme médical, étaient souvent des disciples de M. Broussais. Il n'y a rien d'étonnant que ces messieurs disent que la médecine ne soit pas une science, ou qu'elle ne fait que commencer, puisqu'ils n'en font dater les premiers fondemens qu'à l'apparition du physiologisme. *Credo quia absurdum.* Tels ont été de tout temps, et tels seront toujours les chefs de secte et leurs apologistes. Heureusement pour l'humanité, tous les médecins ne sont pas ainsi. Il y en a qui ne bornent pas leurs études à un système pour l'adopter servilement, qui savent tirer un bon parti de toutes les vérités que les théories contiennent, qui savent que la vraie pierre fondamentale fut posée par Hippocrate ; qu'ensuite. vinrent à différentes époques des médecins avec le talent médical le plus éminent, qui ont fait faire de nouveaux progrès à la science, qui en ont singulièrement reculé les bornes. N'est-il pas absurde de dire que les travaux de ces grands maîtres sont devenus tout à fait inutiles, que tout ce qui a paru avant l'ère physiologique est perdu pour la science ?

Parmi ceux qui ne croient pas à la médecine, je pense qu'il serait difficile de citer un bon praticien. Ce sont la plupart du temps, (pour ne pas dire toujours) des hommes sans tact, sans jugement, malheureux dans leur pratique, qui font alors parade de leur incrédulité, et par conséquent de mépris pour un art qu'ils ne comprennent pas, et qui selon eux ne peut être compris, incrédulité et mépris qui servent à voiler leur ignorance. Ce qui prouve la nullité de pareils hommes, c'est qu'ils n'ont pas assez de jugement, (en supposant même que la médecine ne fût pas plus avancée maintenant qu'elle ne l'était il y a deux mille ans), pour s'apercevoir qu'en foulant aux pieds le dieu de leur temple, ils viennent détruire par ce honteux langage les espérances de l'homme souffrant qui veut à toute force être soulagé ; du malade qui

par son état désespéré ne peut compter obtenir
une diminution à ses maux ; d'un père , d'une
épouse , qui n'ont d'espoir pour conserver des
objets qui leur sont chers , qu'en réclamant des
secours qu'ils croyaient trouver dans la médecine.
Ecoutez, incrédules , hommes indignes d'exercer
une profession aussi honorable , écoutez le divin
vieillard de Cos, qui de son temps, ne doutait plus
du pouvoir de la médecine.

« Si la médecine n'était pas un art comme tous
« les autres, dit-il , il n'y aurait ni bons ni mau-
« vais médecins. Ils seraient tous également bons,
« ou plutôt ils seraient tous également mauvais. »

« Celui qui dit que les maladies se guérissent
« d'elles-mêmes , énonce une idée fausse , ou ne
« sait ce qu'il veut dire. Rien ne se fait de soi-
« même. Tout dépend de causes ou de circon-
« stantes déterminantes. Cela n'est pas moins vrai
« pour les petits faits isolés , que pour ces ensem-
« bles de faits nombreux enchaînés les uns aux
« autres. *Dans le régime comme dans l'emploi*
« *des médicamens, on peut suivre des méthodes*
« *utiles, on peut en suivre qui sont pernicieuses ;*
« *mais les unes et les autres prouvent également*
« *la solidité de l'art. Celles-ci nuisent par un*
« *emploi mal entendu ; celles-là réussissent*

« *par un emploi convenable. Or ce qui convient*
« *et ce qui ne convient pas, étant bien distincts, je*
« *dis que l'art existe ; car pour prouver qu'il*
« *n'existât pas, il faudrait que le nuisible et l'u-*
« *tile fussent confondus.* » HIPPOCRATE.

Que dirait-il au dix–neuvième siècle (1) !

----

§ 6. De quelques connaissances nécessaires à un médecin sur les
effets des médicamens.

Il ne suffit pas qu'un médecin soit doué de
toutes les qualités voulues pour devenir bon praticien ; qu'il soit pénétré de tout ce qui a été écrit
d'important ; qu'il ait fait un choix de principes
de médecine parmi tous les systèmes, qu'il ait
choisi pour modèle ce qu'il y a de plus excellent
dans les ouvrages des meilleurs auteurs ; enfin,
qu'il possède l'heureux instinct de ne prendre pour
fondement, pour point de départ, que la médecine
d'observation , il a encore à étudier les agens médicamenteux dont la connaissance est indispensable pour les succès thérapeutiques....... Les mé-

(1) Incessamment je me propose de chercher à prouver la certitude de la médecine d'après l'état actuel de nos connaissances.

dicamens jouissent de la propriété de modifier l'é-
tat d'un ou de plusieurs de nos organes ; ils agissent sur le corps par les impressions qu'ils y font.
En d'autres termes, M. Barbier pense que les médicamens doivent toutes leurs propriétés aux seules
modifications qu'ils introduisent dans les tissus ,
aux changemens qu'ils leur font subir , et non à
des propriétés occultes et mystérieuses. Il veut
qu'une substance produise sur le corps des effets
sensibles, qu'elle élève ou qu'elle abaisse la tem-
pérature, qu'elle accélère ou qu'elle ralentisse le
pouls, en un mot qu'elle trouble les fonctions ; si-
non elle est considérée comme entièrement inerte,
et la thérapeutique n'en a que faire. Les médicamens sont tirés des trois règnes de la nature.......
Pour ne pas trop m'éloigner du but que je me suis
proposé d'atteindre , je ne donnerai que quelques
idées sur deux substances (l'opium et la belladone), idées dont on pourra faire facilement l'application à la presque généralité des médicamens
de ces classes (les narcotiques et les narcotico-
âcres).

Primò non nocere, tel doit être le précepte sa-
cré toujours présent à l'esprit du médecin instruit,
consciencieux , qui ne fait pas une médecine empi-
rique et dangereuse. Jamais il ne doit employer un

moyen douteux (1), je veux dire que dans les maladies, il ne doit jamais jouer quitte ou double, comme on dit vulgairement. Si son traitement ne réussit pas, c'est à dire s'il ne guérit pas, au moins doit-il, avant de l'administrer, avoir tout calculé, avoir la certitude qu'il ne fera point de mal, et après son administration, avoir non seulement la conviction, mais encore la possibilité de prouver scientifiquement que s'il est arrivé quelques accidens, la mort, ce n'est pas à lui, mais bien à la maladie seule qu'on doit les attribuer. Pour cela, il faut qu'il connaisse la structure du corps, les fonctions qui se passent à son intérieur, le genre de maladies auquel il a affaire, leur degré d'intensité, les thérapeutiques de tous les systèmes auxquels il les emprunte, la violence d'action de tous les médicamens et le degré de résistance dans les maladies. Il doit savoir que quelques uns ne sont poisons qu'à certaines doses, qu'à des doses plus faibles ils ne le sont plus, qu'ils sont au contraire des agens avec lesquels on peut obtenir les résultats les plus satisfaisans. Il doit en-

---

(1) Ce n'est pas là ce que dit Hippocrate pour les cas mortels. Il ne tiendrait plus le même langage à notre époque. Quelle que soit la gravité d'une maladie, nous devons toujours connaître a portée des moyens que nous employons pour la combattre.

core savoir qu'une substance qui est poison dans l'état sain à une dose donnée, ne l'est pas toujours dans l'état de maladie. Voilà une de ces vérités importantes, je dirai même fondamentales, qui peut être tous les jours la source de grandes erreurs ou de grands succès thérapeutiques, selon le talent du médecin.

Sans les poisons, il n'y aurait point ou guère de thérapeutique ; et si la thérapeutique de beaucoup de maladies est très avancée, si la médecine a fait de si rapides progrès depuis vingt ans, c'est en partie à l'action mieux étudiée, mieux connue des poisons sur l'organisme. Et pour parler tout à fait le langage médical, quels sont les moyens qui ne sont pas poisons entre des mains maladroites ? L'éternelle diète des médecins physiologistes n'est-elle pas quelquefois un poison ? Les sangsues, les saignées ne sont-elles pas quelquefois très dangereuses? Le purgatif ou le vomitif administrés à contre-temps, ne peuvent-ils pas devenir aussi des poisons? Si un médecin traitait constamment des cas d'iléus, de coliques de plomb, de syphilis par les émolliens, les sangsues, la diète, ne pourrait-on pas dire qu'il empoisonne souvent ses malades ou qu'il les laisse empoisonner? N'est-il pas avéré

3,

pour tous les hommes de l'art, qu'un médecin peut être plus coupable en donnant de l'eau dans certaines maladies, que s'il donnait des médicamens très violens ?

On voit que le mot poison doit être banni du langage thérapeutique, qu'il ne peut être conservé que pour les cas de fraude; que l'opium, la belladone ne sont pas plus des poisons que les boissons rafraîchissantes dans l'exercice de la médecine : jamais un médecin instruit, sans passion, n'attaquera un de ses confrères, en disant qu'il a tué tel malade, à cause de tel ou tel moyen. Un pareil langage ne serait que l'arme de la faiblesse ou plutôt de la calomnie....

Les formulaires sont en général des guides pour les étudians, ou pour ceux qui ne sont pas assez forts d'eux-mêmes pour combiner les médicamens ou pour les doser. Ceux qui puisent constamment leurs formules dans ces ouvrages ont (de l'avis même de tous les praticiens éclairés) une très mauvaise manière de faire la médecine, ou ne la connaissent pas. C'est bien là ce qu'on pourrait appeler faire une médecine routinière, parce que ces formulaires ne font qu'exprimer la plupart du temps, dans les citations des formules, que le système des différens auteurs qui y sont cités, ou les

opinions particulières à chacun d'eux , sans indiquer en rien quelle est la force d'action des médicamens, sans vouloir préciser les doses qu'on doit
donner dans telle ou telle maladie. Ceci est si
si vrai, que si on ouvre dix ouvrages de matières
médicales, on voit que la même substance y est
conseillée à des quantités différentes; et cependant
chacun des auteurs ne veut pas dire qu'on ne
peut pas l'administrer à des doses plus élevées. Il
ne fait qu'émettre son opinion qui a presque toujours rapport à son système médical. Car si un
auteur voulait dire que donnée à plus haute dose
que celle qu'il prescrit , à quelques grains en plus
(en général), elle peut produire l'empoisonnement,
la médecine pratique serait hérissée de difficultés
insurmontables ; ce serait toujours en tremblant
qu'on donnerait des remèdes. Heureusement il
n'en est pas ainsi ; pour amener des accidens graves , il en faudrait des quantités bien plus fortes
que celles médicamenteuses , toutefois généralement parlant. Je ne veux point parler de circonstances tout à fait exceptionelles, de tempéramens
nerveux dont la sensibilité est excessive, cas d'ailleurs très rares, mais d'individus dont l'idiosyncrasie est connue du médecin traitant, et chez lequel une dose un peu plus forte que celle médica-

menteuse ne produirait nécessairement pas de fâcheux symptômes.

Pour connaître avec précision et exactitude la
violence d'action d'un médicament pris parmi les
poisons, afin d'en tirer des inductions pour l'état
de maladie chez l'homme, c'est, outre la connaissance de la thérapeutique de tous les systèmes,
principalement aux expériences sur les animaux
qu'il faut avoir recours.

« Il suffit de réfléchir un instant, dit M. Orfila,
« pour être convaincu que le problème dont nous
« cherchons la solution doit être résolu à l'aide
« d'expériences et d'observations. Les premières
« ne peuvent être tentées que sur les animaux ; les
« autres peuvent à la fois avoir pour objet l'homme
« et les divers êtres organisés. Le chien est parmi
« les animaux que l'on peut se procurer facile-
« ment, celui qui, par sa structure, ressemble le
« plus à l'homme et qui par conséquent fournit
« les résultats les plus applicables.

» Si toutes les matières qui sont vénéneuses pour
« l'homme le sont pour les chiens, et que les symp-
« tômes et les lésions cadavériques qu'elles déter-
« minent chez ces animaux soient les mêmes, il
« faudra conclure que les observations faites sur
« un d'eux doivent être appliquées à l'autre. Or,

« nous pouvons assurer, après avoir fait plus de
« deux mille expériences sur les chiens et les avoir
« comparées à ce que l'on observe chez l'homme,
« que la différence est nulle par rapport à la na-
« ture des symptômes et des lésions organiques
« que les poisons développent........ Que l'on exa-
« mine attentivement les effets que produisent sur
« l'homme et sur les chiens l'opium et ses prépa-
« rations, l'acide prussique et toutes les matières
« qui en contiennent, les diverses espèces de jus-
« quiame et d'ellébore, la belladone, le datura,
« les gaz délétères, etc., et l'on sera obligé de con-
« venir que tous ces poisons déterminent des effets
« identiques sur ces diverses espèces d'animaux. »
(Tox. v. 1, p. 16, 32, 33). Ceci n'a pas besoin
de commentaire. On voit qu'il est facile de s'assurer de l'action des substances médicamenteuses sur
l'homme, au moyen d'expériences sur les chiens.
Tous les toxicologues, d'accord sur ce sujet, fournissent dans leurs ouvrages les renseignemens les
plus précieux et les résultats les plus positifs.
Comment agissent les narcotiques ou narcotico-
âcres? comment produisent-ils la mort? sur quels
organes portent-ils leur action? quelles sont les
doses que l'on peut administrer dans la pratique?
voilà ce que tout médecin doit savoir. Pour répon-

dre à ces questions, il faut connaître l'anatomie et la physiologie. Celui qui ignorerait ces sciences, ne ferait qu'une médecine du plus affreux empirisme, ne pourrait se rendre compte d'aucune médication, emploierait à tort et à travers des médicamens dont il ne connaîtrait pas l'action sur les organes, puisqu'il ne connaîtrait pas les fonctions de ceux-ci, ni l'influence qu'ils peuvent avoir sur eux. Il faut qu'il sache que les médicamens tirés des narcotiques agissent sur le cerveau ou la moelle de l'épine de quelque manière qu'on les introduise, c'est à dire qu'appliqués sur une plaie, soit à la jambe, soit au bras, qu'injectés en lavemens, que pris par l'estomac, enfin que partout où il y a des vaisseaux absorbans ou des veines, ils agissent sur le système nerveux; de plus que leur action locale est presque nulle. Il y a une différence dans la violence de l'action, selon les organes; je veux dire qu'injectés dans les veines, ils ont beaucoup plus de force que la même dose prise par l'estomac; qu'introduits dans le rectum, dans une plaie, ils ont plus d'action qu'injectés dans l'estomac. Au contraire, la plupart des poisons corrosifs, l'eau forte, le sublimé corrosif, etc., n'occasionnent la mort que par leur action locale, en détruisant, en désorganisant les parties qu'ils touchent.

§ 7. Des effets des médicamens narcotiques dissous dans une certaine quantité de liquide. — De quelle manière ils agissent introduits dans les veines, dans l'estomac, appliqués sur des plaies, injectés en lavement, etc.

Pour apprécier plus exactement la promptitude des effets des narcotiques, leur mode de préparation n'est pas indifférent. S'ils sont à l'état solide (en pilules), leurs effets seront plus lents, parce que leur dissolution dans la salive et le suc gastrique se fera lentement, et qu'alors leur absorption sera nécessairement beaucoup moins rapide. Le contraire aura lieu, si on les fait dissoudre dans une quantité donnée de liquide. C'est pris sous cette dernière forme que nous les examinerons. Nous avons dit qu'ils portaient leur action sur le système nerveux, n'importe sur quel point du corps on les appliquât, pourvu qu'ils fussent en contact avec des vaisseaux absorbans ; maintenant tâchons d'en donner l'explication :

1^0 De quelle manière agissent-ils introduits dans les veines ? Ils sont à l'instant mêlés au sang, portés dans le torrent de la circulation et bientôt sur le système nerveux. Ils agissent en totalité, puisque rien n'est perdu de leur substance (1) ;

(1) Il est quelques substances dont l'action est si prompte,

2° Dans l'estomac? Leurs effets sont moins prompts et moins énergiques, parce qu'ils sont mêlés avec le suc gastrique, qu'ils sont en partie digérés et transformés en des substances moins nuisibles ou plutôt moins actives, et parce que l'absorption veineuse est un peu plus tardive;

5° Appliqués sur des plaies, dans le tissu cellulaire? L'action est plus ou moins rapide selon le plus ou moins grand nombre de vaisseaux veineux et absorbans avec lesquels ils se trouvent en contact. En général, l'absorption a lieu plus vite et leurs effets sont plus violens que dans l'estomac, parce que dans ce dernier, comme nous l'avons dit, il y a digestion et perte d'une partie de médicament;

4° Injectés en lavemens? « On a injecté dans l'anus « d'un petit chien un gros d'extrait aqueux d'o- « pium dissous dans une once d'eau; la liqueur a « été rejetée presque immédiatement après; ce- « pendant au bout de deux minutes, l'animal a « vomi deux fois, et il avait de la tendance à l'as- « soupissement. Cinq minutes après, il avait de la « peine à se soutenir sur les pattes de derrière et « paraissait plongé dans un profond sommeil. Ces

qu'elle est transmise par une autre voie que celle de la circulation, par exemple, l'acide prussique, etc.

« symptômes ont duré pendant quelques heures,
« puis se sont dissipés insensiblement.......; la
« même expérience répétée sur d'autres chiens a
« donné les mêmes résultats.

« Les effets de l'opium sont, en général, plus
« marqués lorsqu'on l'injecte en lavement, que
« dans le cas où il est introduit dans l'estomac, à
« moins que le lavement ne soit subitement rejeté.
« Quoi qu'il en soit, l'injection de ce médicament
« dans l'anus est constamment suivie de vomisse-
« mens prompts et répétés. (Tox. v. 11, p. 159,
« et Nysten en 1808.)

« Quarin avait déjà observé qu'un seul grain
« d'opium ou vingt gouttes de laudanum de Sy-
« denham, donné dans un lavement, avait pro-
« duit un malaise remarquable et un commence-
« ment de paralysie des membres abdominaux.
« Cotunni, dans son ouvrage *de Ischiade nervosa*,
« dit qu'il croit que l'opium injecté en lavement
« peut avoir plus d'efficacité que de toutes les autres
« manières. *Cette opinion est aujourd'hui parta-*
« *gée, dit M. Orfila, par un très grand nombre*
« *de praticiens éclairés.* (Tox. v. 11, p. 148.) »

Il est facile d'expliquer en peu de mots pourquoi
ces médicamens ont plus d'action injectés en lave-

ment que pris par l'estomac (1). Il faut commencer par vider le gros intestin avec un lavement d'eau tiède ; alors les moyens thérapeutiques se trouvent de suite en rapport avec des vaisseaux absorbans. Ils n'y sont pas mêlés avec des sucs servant à la digestion ; ils sont tout entiers absorbés sans subir aucune perte, portés dans le torrent de la circulation, etc. On pense bien que je ne veux parler dans toutes ces expériences que des médicamens donnés à doses égales, et ici que des lavemens qui ne sont pas rendus. Quant à ceux qui ne sont pas conservés ou qui le sont peu de temps, ils ne produisent aucun effet ou ils en produisent très peu. Il en serait de même des substances qui, introduites dans l'estomac, seraient rejetées presque immédiatement. Il est donc démontré que les narcotiques pris, soit en injections dans les veines, dans l'estomac, l'intestin rectum, soit appliqués sur des plaies, produisent leurs effets non sur les parties avec lesquelles on les met en rapport, mais toujours sur le même appareil, le cerveau et les nerfs.

(1) Dans l'état actuel de la science, ce n'est plus une question. Aussi m'abstiendrai-je d'en parler plus longuement. Ce qui n'a jamais été une question, c'était de savoir si on pouvait s'empoisonner avec des lavemens de narcotiques.

Existe-t-il un antidote pour ces poisons? On ne connaît aucune substance qui ait la faculté de les décomposer et de les transformer en des corps incapables d'exercer une action nuisible. Aussitôt leur ingestion, le premier secours à donner est de faire vomir avec de l'eau tiède, ou mieux avec deux ou trois grains d'émétique dans une verrée d'eau que le malade boit en une fois, puis d'administrer des boissons émollientes et rafraîchissantes, etc.

————

§ 8. De la dose de narcotiques la plus élevée qu'on peut faire prendre à un adulte sans lui donner la mort. — Existe-il quelques circonstances pathologiques dans lesquelles on peut les donner à des doses qui tueraient dans l'état de santé? — De l'opium. — De la belladone.

Quelle est la quantité de ces substances que peut prendre un adulte point trop irritable, d'une force ordinaire? Je ne veux point parler ici de certains tempéramens très irritables, qu'il est en général facile de différencier; ils ne pourraient pas servir pour la majorité des cas; je désire prendre un modèle pour en évaluer la plus grande force, afin que, d'après lui, on puisse tirer des conclusions applicables à d'autres individus, *sans cepen-pendant en faire des indications thérapeutiques;* car dans quelques maladies, il y a une force de ré-sistance telle qu'on a donné sans danger, bien plus avec succès (dans le tétanos, le choléra, l'i-léus nerveux), des doses d'opium qui auraient fait mal dans l'état de santé (1); de même aussi, il est des personnes excessivement délicates ou débili-tées par des maladies chez lesquelles il faut l'ad-ministrer avec beaucoup de réserve. Le médecin instruit sait apprécier ces cas particuliers. Ce qu'il est important qu'il n'ignore pas avant d'em-ployer un remède, c'est la force d'action sur l'homme adulte, qu'il prend pour point de com-paraison; ensuite avec des connaissances physio-

(1) « Iléus nerveux ou *miserere.* Dans un cas désespéré d'iléus « nerveux, M. Breschet est parvenu à sauver le malade en lui « administrant l'opium à haute dose. Il n'a pas administré moins « de *dix grains d'extrait gommeux en potion et cinq onces de laudanum* « *en lavement* dans l'espace de *sept heures.* » Ce qui fait environ 155 grains d'opium, assez pour tuer quatorze à quinze personnes dans l'état sain.

« *Colique de plomb.* M. le docteur Gendron a guéri par l'opium « seul à haute dose la colique de plomb chez un peintre qui avait « été une première fois soumis au traitement de la Charité. Dose : « 96 *grains d'extrait et six onces de sirop diacode* furent administrés « en trois jours. Il n'y eut ni narcotisme, ni paralysies consé-« cutives. » La dose totale a donc été de 102 grains.

Nouvel. méd., 7 septembre 1833.

logiques et pathologiques approfondies, il juge facilement des doses plus ou moins fortes qu'il peut donner selon les tempéramens, les maladies, les âges et un grand nombre de circonstances que la pratique et un heureux tact apprennent à connaître.

D'après les expériences de M. Orfila, huit grains d'extrait aqueux d'opium injectés dans la veine jugulaire d'un chien ont occasioné la mort. Dix à douze grains dans l'estomac eussent été nécessaires pour obtenir le même résultat, parce qu'une partie y aurait été dénaturée et son action un peu diminuée. Il faudrait à peu près la même dose pour un homme adulte (peut-être 14 à 15 grains), car la différence est presque nulle : elle existe chez le chien comme chez l'homme selon leur force, leur organisation particulière. Aussi pour établir une comparaison entre eux avec la même dose, pour en évaluer les effets chez l'un comme chez l'autre, il faut prendre un chien jeune et de moyenne taille. S'il faut 14 à 15 grains pour amener des accidens graves, six ne les produiront pas : quatre en produiront de moins intenses encore; deux grains n'en produiront pas. Alors comme moyen médicamenteux, on pourra administrer en une dose l'extrait aqueux d'opium depuis un quart jusqu'à un ou deux grains. On vient de voir d'après les observations de MM. Breschet, Gendron, et d'après d'autres qu'il serait trop long de citer, que ceci ne peut être pris qu'en général, que ces doses doivent varier selon les cas, quoique tous les auteurs de matières médicales s'accordent à doser l'opium depuis un quart jusqu'à deux grains.

On sait que l'opium est un des moyens les plus précieux de la thérapeutique, qu'il est employé dans une foule de maladies. Sylvius et Sydenham le regardaient comme un don du ciel, comme un agent sans lequel la médecine perdrait une partie de sa puissance.

On peut appliquer les mêmes réflexions à la jusquiame, la ciguë, l'aconit, la digitale, et surtout à la belladone qui est tellement employée aujourd'hui, qui rend de si grands services à la médecine qu'on ne peut pas en ignorer les propriétés, les usages et le mode d'administration. Peut-on en voir un plus bel éloge que l'article de M. Ratier dans le *Dictionnaire de médecine et de chirurgie pratiques* (1830).

« La belladone est une substance des plus re-
« marquables par la certitude et la spécialité de ses
« effets immédiats, etc. » Jamais on n'a prôné un médicament avec plus d'assurance. Il faut donc

que l'expérience ait prononcé, qu'on ait obtenu avec elle des avantages réels, qu'il n'y ait plus de doute sur son efficacité. Si les auteurs sont d'accord sur les propriétés médicinales de cette plante, on serait tenté de croire qu'ils ne le sont pas sur les doses. Ouvrez les ouvrages de matières médicales, vous verrez, pour cette substance comme pour tant d'autres il est vrai, une grande différence dans chacun d'eux.

« M. Barbier donne *les extraits d'un grain à* « *quatre d'abord, et il répète cette dose plusieurs* « *fois par jour.*» (t. III, p. 260).

« Dans la Pharmacopée de Paris, on les donne « d'un demi-grain ou un grain en commençant, et « l'on arrive ensuite peu à peu *jusqu'à dix et* « *quinze grains.*»

« MM. Edwards et Vavasseur conseillent la pou- « dre d'un grain à douze en une fois, l'extrait d'un « demi-grain à quatre.» (*Mat. méd.*).

« M. Richard, depuis un demi-grain jusqu'à « quatre.» (*Formul.*).

MM. Mérat et de Leus. (*D. mat. méd.*) « On « administre, disent-ils, la belladone en poudre, « depuis un quart de grain jusqu'à deux grains par « jour, suivant l'âge; l'extrait se donne à dose « moitié moindre que la poudre.»

4

M. Schœeffer la donne sous la forme suivante :

℞ Poudre de racine de belladone. . . dix grains.
Sirop d'écorce d'orange. . . . . une once.

« La dose est d'une cuillerée à café, toutes les
« deux ou trois heures. Pour avoir du succès, dit-
« il, il faut que ce remède occasionne un obscur-
« cissement momentané de la vue et une séche-
« resse de la gorge.»

M. Nysten (*M. méd.* p. 5o9.) dit : « qu'on
« peut donner en une fois à l'intérieur l'extrait de
« belladone d'un grain à quatre.»

M. Ratier, à l'article *Belladone* du Dictionnaire
de chirurgie et de médecine pratiques, dit : «qu'il
« est certain extrait du commerce que l'on peut
« donner jusqu'à douze grains et plus, en une
« seule fois, sans occasioner d'accidens.» Le même
auteur dans son Formulaire pratique des hôpitaux
civils de Paris (1832, p. 519) dit : « La belladone
« s'administre le plus ordinairement *en extrait*
« *aqueux* et en pilules à la dose de *deux à quinze*
« *grains.*»

M. Kahleiss l'administre de la manière suivante :

℞ Poudre de racine de belladone. . . gr. iv.
. . . . . . de Dower. . . gr. x.
Fleurs de soufre lavées. . . . . . ℈ iv.
Sucre pulvérisé. . . . . ℥ ß.

« Mêlez et divisez en vingt paquets. La dose pour
« un enfant de deux ans, est d'un de ces paquets
« d'heure en heure. »

Dans l'intervalle de chacune de ces prises,
M. Kahleiss fait en outre administrer une cuillerée de la potion suivante :

℞ Eau distillée de camomille. . . . . ℥ j.
   Sirop simple. . . . . ℥ ij.
   Acide prussique de Vauquelin. . . gut. ij.

Il faudrait dix potions comme cette dernière pour
les 24 heures, si c'est une cuillerée à bouche qu'il
donne dans l'intervalle des paquets de la poudre
comme il l'annonce, ou la moitié dans le cas où
ce serait une cuillerée à café. Cette potion avec l'a-
cide prussique de Vauquelin, la poudre de Dower
déjà composée de sulfate de potasse, de nitrate de
potasse, d'opium en poudre, d'ipécacuanha en
poudre, etc. ; puis les fleurs de soufre, sont bien
plus violens à eux seuls que la dose de belladone,
et M. Kahleiss compte des centaines de guérison
de coqueluche par ce traitement.

M. Hahnemann emploie les médicamens par mil-
lionièmes, billionièmes, octillionièmes ou décil-
lionièmes de grain. Cette singulière manière de
faire de la thérapeutique a donné lieu à plus d'une

plaisante objection à ce professeur et entre autres à celle-ci : «Une once de médicament dissout dans le lac de Genève serait-il pour vous le médicament homœopathique par excellence?» Autant dire comme M. Broussais, il ne faut pas en employer du tout. Le D. Faches n'avait-il pas raison de dire que le médecin homœopathique avec ses doses infinitésimales pouvait être comparé à un roulier qui voudrait faire trainer la charge de quatre chevaux par un papillon?

Pourquoi tant d'opinions diverses sur le mode d'administration d'un médicament ou plutôt sur la valeur des doses? Je l'ai déjà dit : chaque auteur a son système ; il écrit d'aprés ses opinions médicales ; mais je le répéte, il ne veut pas dire par là, qu'on ne peut pas les donner à des doses plus fortes. Il n'en est pas moins du même avis que d'autres sur la violence d'action du remède. J'en excepte cependant les broussaisistes et même les homœopathistes, pour lesquels tous les médicamens sont des irritans.

Qu'on voie les mémoires de M. Rasori. On y trouvera qu'il prescrit les médicamens à des doses énormes, et il guérit comme les autres. Il administre d'abord l'émétique à la dose de 24 grains en 24 heures. Il l'a porté quelquefois jusqu'à cinq gros par jour (36o grains). Il y a sans doute peu de médecins qui donneraient ce médicament à d'aussi hautes doses. Ceci n'en prouve pas moins que ce n'est point d'après la manière dont un médecin prescrit un médicament qu'il faut en apprécier la force, ni d'après les formules des auteurs, mais plutôt d'après des expériences, d'après la connaissance que nous avons de la nature des maladies. C'est pourquoi il est indispensable à un médecin assez fort par son instruction pour faire une médecine indépendante et raisonnée, d'avoir des idées fixes et bien arrêtées sur la force et les effets de tous les médicamens, afin qu'il ne soit pas obligé, en copiste servile, d'avoir toujours recours aux formulaires, ou de s'en rapporter à des opinions particulières dont on peut rarement faire l'application avec succès dans la pratique. N'est-il pas vrai que MM. Breschet et Gendron, n'auraient pas guéri les malades atteints d'iléus nerveux et de la colique de plomb, s'ils n'avaient donné l'extrait gommeux d'opium que depuis un quart jusqu'à deux grains?

§ 9. Expériences de M. Orfila avec la belladone. — De la possibilité de remplacer, dans *une expérience*, un narcotique par un autre sans occasioner de graves accidens. — De l'impossibilité de le faire par les minéraux, etc.

M. Orfila a injecté 3o grains d'extrait aqueux de belladone nouvellement préparé dans la veine jugulaire d'un petit chien ; six heures après il était rétabli. 4o à 45 grains ont tué des chiens sur lesquels on a répeté les mêmes expériences. Pour obtenir les mêmes résultats chez un adulte en l'introduisant dans l'estomac, il en faudrait au moins 5o à 55 grains. Alors 15 à 20 grains chez le même individu produiraient de petits accidens, mais non la mort. Des doses plus faibles auraient nécessairement des effets moins intenses encore.

Je ne veux point dire qu'il faille le donner à de très fortes doses dans la pratique ; mais je veux prouver qu'on pourrait le faire, si on ne faisait attention qu'à la force de la plante. D'ailleurs ne vient-on pas de voir que M. Barbier donnait l'extrait aqueux jusqu'à la dose de *quatre* grains en une fois, et qu'il le réitérait plusieurs fois par jour; que M. Ratier le donnait à la dose de *deux à quinze grains* en une fois ; que M. Kahleiss associait la belladone à des médicamens qui rendaient la médication extrêmement active ; que M. Rasori la donnait comme tous les médicamens, à des doses considérables ? Quant à moi, je ne l'ai jamais employée *en une fois* qu'à *un huitième, un quart, un demi, deux tiers, un grain et deux grains*. J'ai réitéré cette dose un plus ou moins grand nombre de fois dans les vingt-quatre heures selon les maladies, selon leur gravité, d'après cette loi physiologique incontestable : la digestion d'un médicament étant faite, ses effets étant entièrement passés, on peut le donner de nouveau, si d'après des vues thérapeutiques on le juge convenable ; en d'autres termes, j'ai employé quelquefois la méthode rasorienne lorsque la tolérance s'établissait parfaitement et lorsque d'autres médications n'avaient pas réussi.

Si je ne l'ai jamais administrée *en une fois* aux fortes doses auxquelles la donnent les médecins recommandables dont je viens de parler, c'est que quand je prescris un remède, je n'ai point seulement égard à sa force d'action, mais aussi à l'idée que je me fais de sa manière d'agir, qui est relative souvent à celle que j'ai de la nature des maladies.

On voit donc que si les auteurs paraissent être en dissidence sur la valeur des doses, ils pourraient fort bien ne pas l'être, s'ils n'avaient fait attention qu'à la violence d'action de la plante.

Que quelques uns, par esprit de système, ne veuillent nullement s'en servir ; que les broussaisistes la proscrivent dans tous les cas ; ce sont des opinions qui ne valent plus la peine qu'on les examine dans l'état de la science. Ensuite les opinions particulières sont nulles dans les sciences ; elles finissent toujours par céder devant l'expérience, quand elles ne sont pas appuyées sur des faits positifs.

Ce qu'il y a de bien certain, c'est qu'on peut employer presque tous les poisons végétaux avec la même certitude que les moyens les plus simples, pourvu qu'ils soient donnés à des doses convenables et dans des circonstances propices. Le plus difficile est de choisir le moment favorable pour leur emploi comme pour celui de tant d'autres, non point par la crainte seule qu'ils fassent mal, mais parce que souvent ils seraient inutiles administrés à contre-temps, et alors des momens précieux seraient perdus : par exemple, si dans le tic douloureux de la face on donnait de l'aconit napel, on pourrait guérir; mais ce serait moins certain que si on donnait la belladone qui a été donnée avec plus de succès dans cette maladie. Si on prescrivait de

la jusquiame dans la coqueluche, on pourrait faire
du bien, mais on n'obtiendrait pas les mêmes résultats qu'avec la belladone que l'expérience a dé-
montrée être encore plus précieuse. Il est vrai
qu'ils agissent sur le systéme nerveux; mais ils ont
une action spéciale ; c'est pourquoi on ne peut
pas toujours les remplacer l'un par l'autre *dans
le traitement*. Il en est de même des autres narcotiques qui ont leur action particuliére, un point
du systéme nerveux sur lequel ils se portent plus
volontiers. On pourrait donner sans inconvénient,
comme on le voit, (dans une expérience) un de
ces moyens pour un autre (j'entends par là sans
produire de graves accidens, et lorsqu'on n'a pas
de but thérapeutique), et on ne le ferait pas sans le
plus grand danger pour les poisons minéraux :
on ne donnerait pas de l'arsenic pour du sublimé
corrosif, *et vice versâ;* ni du nitrate d'argent pour
de l'*oxide de plomb*, etc., etc.

§ 10. De la faiblesse de certains extraits végétaux.—De la possibilité de les donner à plus haute dose que celle admnistrée communément. — Du peu de danger des extraits végétaux anciens ou mal préparés.

Il arrive quelquefois qu'on n'obtient pas les effets qu'on attend de certains médicamens (extraits végétaux), soit parce qu'ils sont trop anciens, soit parce qu'ils sont mal préparés; alors on peut donner des doses plus élevées que celles administrées communément. Cependant on doit commencer par les prescrire comme s'ils étaient de très bonne qualité; ceci est de règle. On a vu des pharmaciens avoir des extraits végétaux préparés d'après le Codex qu'ils croyaient bons et qui étaient d'une grande faiblesse. Voici ce que M. Orfila rapporte à ce sujet : « Nous « étions un jour, dit-il, chez un pharmacien qui nous « avait fourni plusieurs fois de l'extrait de ciguë « que nous avions administré à des chiens à la dose de « *dix gros* sans produire aucun accident grave. « Nous cherchions à lui prouver que le médica- « ment était mal préparé, et pour le convaincre « entièrement, nous avalâmes en présence de plu- « sieurs personnes qui se trouvaient chez lui , un « gros de cet extrait dissout dans deux gros d'eau; « nous ne ressentîmes aucun effet, tandis que 20

« ou 3o grains d'extrait bien préparé, auraient
« pu nous être funestes. »

Il n'est donc pas indifférent qu'un médecin
connaisse les drogues d'un pharmacien pour les
employer avec plus de précision. Je crois qu'il est
rarement dangereux de donner un médicament
végétal ancien ou mal préparé : ancien, il perd de
son action ; mal préparé, c'est presque toujours
pour agir avec moins d'intensité, s'il n'a pas été
mêlé par mégarde à un autre médicament qui en
augmente les effets. Ainsi le seul inconvénient de
donner un médicament végétal dont la préparation n'a pas été bien faite, c'est que la prescription devienne nulle par la nullité de son action.

Quelle est la durée des effets des médicamens
dont nous parlons? La durée en est d'autant plus
prolongée qu'on les a fait prendre à plus haute
dose. Les effets des 3o grains d'extrait de belladone
ont duré six heures chez un petit chien ; ils n'auraient duré que trois ou quatre avec 20 grains, que
deux ou trois avec 15 grains, et ainsi de suite ; en
sorte que, pris comme moyen médicamenteux, ils
ne dureraient pas plus d'une demi-heure. Il y a
une différence dans la promptitude des effets selon
les idiosyncrasies, les âges. Chez les enfans, ils ont
lieu plus tôt que chez les personnes âgées, parce

que, chez les premiers, l'absorption est plus rapide, la circulation plus accélérée et la sensibilité plus vive; tandis que chez les seconds , ils durent plus long-temps, parce que l'absorption et la circulation sont plus lentes, la sensibilité plus obtuse. Il y a en ensuite une autre différence pour quelques uns de ces médicamens : l'opium a des effets générale- ment plus prolongés que la belladone, etc.

Nous venons de parler des doses à administrer en une prise, de leur ancienneté, de leur mauvaise préparation, de la durée de leurs effets, etc.; voyons maintenant quelle est leur influence sur le corps en continuant leur usage.

§ 11. Des effets des médicamens narcotiques donnés pendant un certain temps.

L'habitude rend les organes moins sensibles à l'action des médicamens; aussi influe-t-elle d'une manière très marquée sur les modifications qu'ils apportent dans l'organisme. En effet si on soumet les organes de la vie intérieure à leur action con- stante, ils s'accoutument peu à peu au contact de leurs molécules; leur sensibilité s'émousse à un tel

point, que ces substances paraissent s'identifier avec
l'organisation. C'est surtout pour l'usage continué
des narcotiques que ce phénomène est remarquable :
on sait quelle a été leur influence sur Mithridate.
Citons une seule observation pour donner une idée
de sa puissance.

« J. B., âgé de 57 ans, atteint du diabétés, de-
« manda des conseils à un chirurgien ; on lui fit
« prendre de la crême de tartre, de la rhubarbe
« pour mâcher et une grande quantité de raisins
« secs.....

« Le 13 avril 1820, il se confia aux soins d'un
« autre professeur, sous la direction duquel il resta
« jusqu'au 21, jour auquel il entra à la clinique ;
« les prescriptions qui lui furent faites par ce der-
« nier furent : nourriture animale, boissons exci-
« tantes, opium d'abord sous la forme de lau-
« danum, mêlé à la décoction de quinquina et à
« l'eau de canelle, puis sous forme de pilules
« jusqu'à la dose de douze grains.....

« 22 avril, urines à peu près égales aux boissons ;
« (Opium pur, quatre grains ; deux bols à prendre,
« un le matin, un le soir ; nourriture substantielle ;
« vin, deux livres ; décoction d'orge, quatre livres.)

« 23. Pouls faible et lent. (Opium, six grains ; le
« reste comme hier.)

« 24. Urine, neuf livres, laiteuse et d'une saveur
« douce. (Opium pur, douze grains en trois pilules,
« une chaque quatre heures.) La soif étant plus in-
« tense, on porte la boisson à six livres le soir.
« (Opium, quatre grains).

« 25. Le diabétés est décidément sucré. Urine
« comme hier ; pouls lent, très faible. Il y a une
« selle tous les deux jours comme auparavant.
« (Opium, vingt-quatre grains en trois bols; même
« boisson).

« 26. L'urine est en moindre quantité et moins
« lactescente. (Opium, trente grains en six bols, un
« toutes les deux heures; eau pure, quatre livres;
« esprit de vin, quatre onces; sirop simple, trois
« onces).

« 27. L'urine est limpide et en quantité natu-
« relle ; la faim et la soif sont moins intenses.
« (Opium, trente-six grains en six pilules, une
« toutes les deux heures ; même boisson).

« 28. L'urine égale la boisson. (Opium, qua-
« rante-huit grains en huit pilules, deux toutes
« les quatre heures; même boisson).

« 29. (Opium, soixante grains en huit pilules,
« deux toutes les quatre heures. Même boisson
« à répéter encore le soir.)

« 3o. Trois livres d'urine en quinze heures.
« (Soixante grains d'opium comme hier).

« 1er mai. Même quantité d'urine qu'hier. (Même
« prescription).

« 2. (Soixante-douze grains d'opium et quatre
« livres de boisson). Aucun changement.

« 3. *Idem*.

« 4. Trois livres et demie d'urine. (Opium,
« quatre-vingts grains; même boisson).

« 5. Trois livres d'urine. (*Idem*).

« 6. Deux livres et demie d'urine. (Opium,
« un gros; même boisson).

« 7. Deux livres et demie d'urine. (Opium,
« soixante grains; *idem*).

« 8. La cessation de la soif, de la faim et de la quan-
« tité excédante d'urine, fait considérer le malade
« comme convalescent. (Quarante-huit grains d'o-
« pium).

« 9. *Idem*.

« 10. L'urine a augmenté d'une livre. (Opium,
« soixante grains).

« 11. L'urine est revenue à deux livres et demie.
« (Opium, soixante grains).

« 12. Même. (Opium, cinquante grains.)

« 13. Le malade se rétablit de mieux en mieux.
« (Opium, cinquante grains).

« 14. (Opium, quarante-cinq grains; forte décoc-
« tion de quinquina.)

« 15. (Trente-six grains d'opium; même décoc-
« tion).

« 16. Tout va bien. (Vingt-quatre grains d'o-
« pium; même décoction).

«. 17. *Idem*.

« 18. Le malade contrarié dans son désir de re-
« tourner chez lui, les urines reviennent à cinq li-
« vres et sont légèrement doucés. (Opium, quarante-
« huit grains).

« 19. Urines toujours abondantes et un peu
« douces. (Soixante-douze grains d'opium).

« 20. Urine moindre que la boisson. (Soixante-
« douze grains d'opium).

« 21. *Idem*.

« 22. *Idem*. (Opium, soixante grains).

« 23. *Idem*.

« 24. (Quarante-huit grains d'opium).

« 25. *Idem*.

« 26. Le malade part guéri, en promettant de
« continuer l'usage de l'opium, en diminuant
« chaque jour la dose de six grains; ce qu'il a exé-
« cuté.

« En trente-six jours il a pris *dix-sept cent*

« *quatre-vingt-quinze grains d'opium.* Un an après
« la guérison, il se portait bien »

(*Revue méd.*, mai 1825.)

Cette observation est d'autant plus curieuse, que
d'après elle, on peut juger de la marche rapide de
l'habitude, de la nécessité d'augmenter les doses des
narcotiques au bout d'un certain temps pour continuer la médication.

L'habitude ne marche pas de même chez tous les
individus. Il y a des différences selon les idiosyncrasies, les âges; ensuite il y a quelques maladies
(les observations de MM. Breschet et Gendron en
sont des preuves), chez lesquelles il n'est pas
nécessaire, dans lesquelles il serait inutile ou
plutôt inopportun, de commencer par de faibles
doses, comme on l'a fait chez le malade atteint du
diabétès. C'est là faire la médecine de l'à-propos. Il
est des cas pour lesquels il est impossible de préciser d'avance, dans les formulaires, la valeur des
doses médicamenteuses dont la thérapeutique est entièrement subordonnée au savoir du médecin. Cependant il n'en est pas moins constant pour la généralité des affections, qu'après quelques jours
d'usage des narcotiques, on peut sans déterminer
d'accidens, en administrer des quantités qui au-

5

raient produit les plus fâcheux symptômes, si on les eût donnés pour commencer. Chez le malade atteint du diabétès, on a débuté par quelques grains d'opium et le 25ᵉ jour, il en prenait 80 grains, parce que nos organes se naturalisent très promptement avec ces agens modificateurs. Il est certain qu'il n'aurait pas pu supporter le premier jour, les quatre-vingts grains d'opium qu'il prenait le 25ᵉ jour. Nous n'en dirons pas autant des poisons minéraux. On ne peut guère augmenter leur dose médicamenteuse sans danger.

§ 12. De la possibilité de l'empoisonnement lent par les narcotiques ou narcotico-âcres.

Si on prenait de l'eau forte, pas en assez grande quantité pour donner la mort, mais assez pour déterminer des accidens plus ou moins graves et qu'on en continuât l'usage, elle finirait par désorganiser les parties qu'elle toucherait et aurait par conséquent les suites les plus funestes. C'est là ce qui constituerait l'empoisonnement lent. « Nous « n'admettons pas, dit M. Orfila, que l'on con- « naisse des poisons lents à l'aide desquels on peut

« occasioner la mort à une époque déterminée.
« Cette assertion, enfantée par l'ignorance et soute-
« nue par des préjugés absurdes , est tout à fait
« contraire aux lois de la nature organique. » Ensuite il fait l'histoire d'un marin atteint du scorbut et de la syphilis auquel on administra intem-
pestivement, suivant lui, du sublimé corrosif pendant deux mois et vingt jours.

Quoiqu'il ne parle d'aucun empoisonnement
lent par l'usage des narcotiques ou narcotico-
âcres, il pourrait avoir lieu, si on les donnait de
manière à occasioner de violentes secousses : par
exemple, si on avait réitéré l'expérience sur le petit chien, avec les trente grains d'extrait de belladone, un grand nombre de fois, tous les jours pendant un certain temps, il aurait probablement
succombé ; car je ne crois pas que les organes de
cet animal eussent pu s'y habituer, en commençant par d'aussi fortes doses, et surtout produi-
sant des accidens continuels. Chaque fois que la
tolérance ne peut pas s'établir, et que, malgré cela,
on continue la médication ou l'expérimentation ,
on doit s'attendre à des suites fâcheuses.

§ 13. Quelques expériences avec la belladone.

Nous avons vu qu'il est certaines maladies dans lesquelles on peut administrer des doses de narcotiques qui tueraient plusieurs hommes dans l'état sain. C'est une grande vérité thérapeutique que nous sommes à même de remarquer tous les jours dans la pratique.

Des expériences sur l'homme dans l'état de santé ne donneraient donc pas une idée précise de la force de la dose qu'on doit donner dans toutes les maladies, parce que dans l'état sain, celui qui ne pourra prendre que deux grains d'opium, en prendra six, huit et plus, lorsqu'il sera malade ; celui qui ne pourra prendre qu'un grain d'émétique dans l'état normal, en prendra huit dans l'état de maladie, *et vice versâ*.

Cependant je n'en crois pas moins indispensable à un médecin de savoir comment se comportent les médicamens chez l'homme sain.

Les expériences faites sur les chiens par M. Orfila, nous donnent des notions bien précieuses sur les effets des poisons. On peut voir par elles ce qu'ils produiraient, si on les réitérait chez l'homme.

Il y a six à huit mois que j'ai fait un assez grand nombre d'expériences sur moi avec l'extrait aqueux de belladone. J'en ai pris jusqu'à 46 grains en vingt-quatre heures. Quelque temps après, j'appris que l'extrait dont je m'étais servi, préparé cependant d'après le Codex, était ancien, et que je ne devais pas trop compter sur son action. Je me décidai alors à recommencer. Je me suis assuré que celui dont j'allais me servir était nouveau, et préparé d'après le Codex.

Première expérience. — J'en pris 14 grains en pilules, le soir en me couchant. Le lendemain, j'avais la bouche pâteuse, un peu de pesanteur de tête, les pupilles un peu dilatées, point de changement dans le pouls. La nuit avait été bonne. Je fis dans la journée mes deux repas comme d'habitude.

Deuxième expérience. — J'en pris dans l'espace de deux heures, le soir, 20 grains en pilules. Au milieu de la nuit, je m'éveillai avec des envies d'uriner que je ne pouvais satisfaire. Cette incommodité dura plusieurs heures. Je me levai et m'aperçus que j'étais très faible, que je pouvais à peine me tenir debout, enfin que j'étais dans un véritable état d'ivresse : la tête était lourde ; j'avais des vertiges ; les pupilles étaient très dilatées ; je

n'y voyais presque pas ; la bouche était trés pâteuse, point de soif. La respiration devint difficile
pour quelques instans, irréguliére ; le pouls était
inégal ; puis je me rendormis ; le lendemain je
conservai un peu d'ivresse, de pesanteur de tête,
de faiblesse dans les membres et surtout la dilata-
tion des pupilles qui ne cessa que vers le soir ; je
fis mes deux repas dans la journée, celui du soir
avec appétit.

Troisième expérience. — J'en pris 24 grains en
dissolution dans six onces d'eau, dans l'espace de
six heures, depuis cinq heures jusqu'à onze heures du soir ; j'avais dîné à trois heures ; je me suis
couché vers dix heures, déjà accablé, pouvant à
peine me tenir debout ; vers une heure du matin,
je fus éveillé par des tranchées, des envies incom-
modes d'uriner, enfin avec la plupart des symptômes de la deuxième expérience ; le lendemain,
j'étais faible, avec les pupilles très dilatées. Tous
ces petits accidens disparurent vers le soir.

Quatrième expérience. — J'ai pris 50 grains de
la poudre des feuilles de belladone en six paquets,
le premier à trois heures du matin, le deuxième à
onze heures, et les autres depuis quatre heures de
l'après-dînée jusqu'à dix heures du soir. La nuit a
été assez agitée ; du reste, j'ai éprouvé à peu prés

les mêmes symptômes que dans la deuxième expérience.

Cinquième expérience. — Je mis 60 grains de la poudre des feuilles en six paquets que j'ai pris de la même manière que dans l'expérience précédente. J'ai été obligé de me coucher le soir à cause de la grande pesanteur de tête, de la prostration des forces et d'un état de somnolence continuelle. La nuit je ressentis des douleur abdominales assez vives ; j'eus quelques renvois, en même temps des envies d'uriner, etc. Le lendemain je pus sortir et dîner avec appétit.

Dans aucune de ces expériences, je n'ai éprouvé ce délire gai, les contractions des muscles du pharynx et de ceux de la face dont parlent quelques auteurs.

Que conclure de toutes ces expériences ? peuvent-elles être de quelque utilité pour la science ? nous ont-elles appris quelque chose ? je ne le pense pas. Elles ne font que confirmer ce que nous savions déjà, que la belladone est infiniment moins violente par son action que l'opium ; c'est ce que M. Orfila avait déjà dit. Il est certain que je n'aurais pas pu prendre l'opium à aussi haute dose, que 8 à 10 grains auraient pu m'être funestes.

Ces expériences n'ont pas été faites avec toute l'exactitude nécessaire pour en tirer quelque fruit. Il aurait fallu que je pusse rester chez moi tout le jour, afin de fractionner les doses de cette plante, de manière à les prendre à des distances égales; puis j'en aurais beaucoup mieux étudié les effets qui ont toujours eu lieu la nuit, pendant le sommeil.

Lorsque dès les premières doses des substances narcotiques, il y a tolérance, qu'elles ne donnent que des effets peu sensibles, comme un peu de pesanteur, de somnolence, on peut les réitérer. Au contraire, si elles produisaient trop d'effets, soit à cause d'une idiosyncrasie particulière, soit à cause de circonstances imprévues, il suffirait de les diminuer, de les mettre à la portée de l'individu, pour pouvoir les continuer et les augmenter ensuite.

Il n'y a peut-être pas de médecin qui n'ait vu dans sa pratique des narcotiques donnés aux doses les plus faibles, produire des effets infiniment plus violens que ceux auxquels il s'attendait. Un médecin fort distingué me fit l'aveu qu'un jour il administra un gros tout au plus de sirop diacode à une jeune personne de seize ans, dont il avait reconnu l'extrême irritabilité, et qu'il y eut du narcotisme. Que doit faire, disait-il, le médecin en

pareil cas? c'est de suspendre le remède. Jamais un médecin prudent ne peut continuer l'usage d'un moyen qui amène à chaque instant des accidens. Cependant il peut être quelquefois utile dans une maladie qui a résisté à plusieurs modes de traitement et qui doit amener la mort, de donner une secousse. Laissons parler M. Chauvin dont l'opinion sera partagée, je pense, par tous les bons médecins...... « La méthode perturbatrice elle-
« même est féconde en bons résultats, si elle est
« employée à propos. Lorsqu'une maladie marche
« opiniâtrément vers une terminaison funeste, et
« qu'on ne peut rien attendre de pire que ce qu'elle
« prépare, on la trouble par quelque médication
« énergique, qui n'a pour but que de changer l'é-
« tat de choses actuel, car on ne peut que gagner
« au changement; on doit être d'autant plus hardi
« en pareil cas, qu'on sait *combien sont faciles à*
« *guérir*, au moins ordinairement, *les maladies*
« *artificielles produites par les médicamens.* Il ré-
« sulte même de cette pensée une vérité conso-
« lante : c'est que les médecins peu instruits, pour
« peu qu'ils aient de la prudence naturelle et qu'ils
« connaissent la portée des moyens qu'ils emploient,
« font certainement plus de bien que de mal, parce
« que le mal qu'ils produisent par des médications

« inopportunes est ordinairement bien moins grave
« *que celui qui s'est développé peu à peu dans*
« *l'économie et la pénètre tout entière* ». (Revue
méd., janv. 1834).

---

§ 14. Quelques mots sur la responsabilité médicale envers le
public et les médecins.

Je suppose que les malades de MM. Breschet et
Gendron soient morts, et qu'on leur attribuât la
faute de ces accidens, à cause du traitement employé, que diraient-ils pour se justifier ? Sans
doute que, forts de leur conscience, de leurs profondes connaissances, et d'ailleurs persuadés que
la maladie seule et non le remède aurait pu faire
mourir ces personnes déjà dans un état désespéré,
ils n'auraient rien à redouter de pareilles attaques.
Ce sont de ces choses que nous voyons tous les
jours dans la pratique, et qui peuvent avoir dans le
public, pour le moment, plus ou moins d'influence
(toutes injustes qu'elles sont) sur la réputation
d'un médecin. Il n'y a peut-être pas un homme
de l'art, surtout en province, qui, dès le com-
mencement de sa carrière, n'ait été en bu à ces

sortes de tracasseries. Tout le monde, depuis le savetier jusqu'à la vieille femme, veut tout connaître, apprécier les médications pour toutes les maladies, juger du talent du médecin. Les uns disent : On a fait une faute; la maladie a été mal prise; on eût dû faire cela..... les sangsues, les saignées ont tué le malade... Les sangsues! quelle guerre leur font les mères! « On les a mises, disent-elles, « à la gorge, à la poitrine, ce qui a fait remonter « le sang qui les a étouffés... » On a donné tel remède, on aurait dû employer tel autre. Si le médecin n'a rien fait, on accuse son impéritie. Mais le médecin instruit se moque de tous ces propos, et n'en exerce pas moins son art consciencieusement : aussi est-ce bien de lui qu'on peut dire avec le père de la médecine, « que le médecin philosophe tient en quelque sorte de la nature des « dieux. »

Le voilà cependant ce public qui, incapable de raisonner sur des matières aussi délicates, hors de sa portée, condamne avec tant de légèreté, et dont les jugemens sont presque toujours faux et iniques! C'est dans de telles circonstances qu'on voit quelquefois des hommes qui, simulant un intérêt général, lorsqu'ils n'ont en vue que leur intérêt particulier, profitent pour nuire à la réputation d'un

de leurs confrères qui leur porte ombrage, de l'esprit de dénigrement, des bruits mensongers qu'on
-fait courir sur son compte, au lieu de répondre à
de pareilles calomnies par le sourire de pitié qu'elles
méritent. Je suis fâché de le dire, pour l'honneur
de notre corps, on ne voit cela que trop souvent.

Je supposerais encore que le malade attaqué du
diabétès fût mort, et qu'un malveillant confrère
accusât publiquement le médecin traitant d'en être
l'auteur, *puisqu'il a donné* 80 *grains d'opium en
un jour*, comment se justifierait-il envers ses collègues et envers le public? Quant à ce dernier,
comme nous l'avons déjà vu, ce serait bien difficile aux yeux d'un tel juge, incompétent en pa-
reille affaire, toujours plus disposé à croire le mal
que le bien. Pour les médecins, de quelle secte les
prendra t-il? Sera-ce un broussaisiste, un homœo-
pathiste, ce qui est à peu près la même chose
pour la thérapeutique; vu qu'ils n'emploient ni
l'un ni l'autre de médicamens ! Ou bien prendra-
t-il un contra-stimuliste qui est l'opposé du médecin broussaisiste, qui donne les médicamens les
plus actifs à des doses très fortes. On voit quelles
difficultés il y aurait à vaincre pour résoudre la
question. Si vous demandez l'avis de M. Broussais,
il dira que vous avez tué le malade; si vous de-

mandez celui de M. Rasori, il vous répondra qu'il est mort, parce que vous ne lui avez pas donné le médicament à assez haute dose. Cependant voilà deux médecins bien distingués, auxquels on ne peut adresser pour tout reproche que d'être tombés dans les extrêmes. Qu'on parle maintenant de responsabilité médicale ; ne voit-on pas que, dans ces cas-ci, la seule qu'on puisse exiger des médecins est la responsabilité morale ? Dans cette dernière accusation, il y aurait toujours de la mauvaise foi, puisqu'on n'aurait point parlé des doses administrées *antérieurement*. La différence n'est-elle pas énorme, entre donner 4 grains le premier jour, et le 23e 80 grains ? « Les embûches des sciences sont les plus « dangereuses, en ce que la plupart des hommes « sont hors d'état de se tirer de ce labyrinthe. » (Deluc). Il est fâcheux que cette pensée ne puisse être comprise par le public, qui ne se laisserait pas influencer alors par des saltimbanques, par des hommes qui spéculent sur sa crédulité.

Quoique nous ayons dit qu'il serait bien difficile de résoudre les questions posées plus haut, attendu le grand nombre des systèmes de médecine, dont quelques-uns ont des vues si opposées, dont les thérapeutiques sont si différentes, sans bases fixes, invariables : les systèmes ayant tous un plus ou moins grand nombre de vérités dont l'éclectisme sait faire son profit, il y aurait, selon moi, un moyen de porter un jugement à la portée des gens de l'art de toutes les sectes de médecine, ce serait de procéder par la synthèse. Avant tout il faudrait : 1° avoir une profonde instruction en médecine, beaucoup de tact ; 2° avoir vu le malade ; 3° connaître la maladie, son intensité ; décrire ses symptômes, connaître le tempérament du malade ; 4° connaître les effets du médicament, afin de pouvoir *les distinguer d'avec les symptômes de la maladie* ; 5° connaître la durée d'action du médicament ; 6° avoir une parfaite connaissance de notre organisation et de la physiologie ; 7° connaître la puissance de l'habitude dans l'usage des narcotiques ; 8° savoir qu'on peut donner au bout d'un certain temps des doses de certains médicamens qu'on ne pourrait pas administrer de prime abord.

Oh ! nous pouvons le dire sans crainte d'être démenti, combien peu de personnes, même parmi les médecins les plus distingués, sont susceptibles de prononcer, non seulement avec impartialité, mais encore avec certitude de cause sur de semblables questions médicales !-

Ne pouvons-nous pas conclure de tout ceci qu'il est impossible à un homme instruit et de bonne foi de jamais porter un jugement sur une médication narcotique employée par un de ses collègues, s'il n'a pas vu le malade, au moins s'il ne raisonne pas *d'après les symptômes de l'affection, d'après les effets du remède*, et *non d'après la valeur de la dose?* Aussi celui qui sans avoir vu le malade, sur de simples rapports, *sans parler des symptômes de la maladie, de l'action du médicament*, se croirait en droit de critiquer *un traitement par les narcotiques*, parce que, selon lui, on les aurait donnés à trop hautes doses, s'exposerait à passer pour un ignorant ou un calomniateur. Il ne suffit pas de dire : tel auteur recommandable donne tel médicament à la dose d'un grain, vous l'avez donné à plus haute dose, donc vous avez fait mal. Ce raisonnement serait absurde, insoutenable. Il ne pourrait être fait que par un homme nul pour les connaissances médicales ou nécessairement méchant, qui ne voudrait avoir de l'influence que sur la classe des individus incapables de comprendre ses coupables intentions.

Si on prenait deux gros d'opium ou d'autres substances narcotiques, et qu'il n'y eût point de narcotisme, ni aucun des effets qui leur sont communs, ne pourrait-on pas considérer leur administration comme nulle, et la mort comme le résultat de la maladie et non du remède ?

Je vais donner pour exemple une observation moins heureuse que les autres, et qui ne me paraît pas plus attaquable sous le rapport du traitement.

Un enfant d'une assez forte complexion, âgé de 3 ou 4 ans, est atteint de coqueluche. Après 15 ou 20 jours de l'emploi sans succès de moyens adoucissans, les parens appelèrent leur médecin.

L'enfant était gai, jouait après les quintes comme s'il se portait bien. Le sommeil était souvent interrompu par la toux; son pouls était comme dans l'état normal; l'appétit bon, point de soif.

Le médecin appliqua quelques sangsues sur la poitrine, donna du sirop de gomme et un peu de sirop diacode, des infusions béchiques pour boissons, de petits lavemens matin et soir avec une décoction de têtes de pavots.

Le 5 octobre 1832, le 25ᵉ ou 26ᵉ jour de la maladie, l'état de l'enfant était le même que le premier jour du traitement; boissons pectorales, régime lacté; lavemens avec la décoction de pavots; potion suivante à prendre le matin et le soir :

Eau de laitue. . . . . . . ℥ ij.
Thridace. . . . . . . gr. v.
Sirop de fleurs d'orange. . . ℥ ß.

6 et 7. État *ut suprà :* (même régime excepté la potion).

8 octobre, *id.* : (potion suivante à prendre le matin et le soir. Le reste comme la veille.

> Eau de laitue. . . . . . ℥ ij.
> Ext. gom. d'opium. . gr. ß
> Sirop de gomme. . . . . ℥ ß.

Du 8 jusqu'à la fin du mois, même état. On employa dans cet espace de temps des cataplasmes légèrement sinapisés, tantôt à la poitrine, tantôt aux extrémités, des lavemens opiacés, les mêmes boissons et les mêmes alimens.

1er novembre. La position de l'enfant ne s'améliore pas ; les quintes deviennent même plus fréquentes : (potion suivante à prendre par cuillerée à café toutes les trois heures :

> Acide prussique médicinal. gut. viij.
> Sirop de guimauve. . . . . ℥ ß.
> Eau de laitue. . . . . . . ℥ j.

2 novembre. (Potion *ut suprà*).

3. Il continue à courir et à jouer. Il prend toujours des alimens avec appétit et les rend quelquefois pendant les quintes.

> Eau de laitue. . . . . . . ℥ ij ß.
> Extrait de belladone . . . . gr. x.
> Sirop de gomme. . . . . . ℥ ß.

6

A prendre par cuillerée à café toutes les deux heures ; (régime *ut suprà*).

4. État et potion , *ut suprà*.

5. État *id.*

6. Aucun changement.

> Extrait de belladone. . . . . gr. xv.
> ———— gom. d'opium. . . . gr. j.
> Eau de laitue. . , ... ℥ iij.
> Sirop de gomme. . . . . . ℥ jß.

A prendre par cuillerée à café dans les tisanes selon sa position, la fréquence des quintes, le 6, 7, 8 et 9 ; cataplasmes sinapisés tantôt aux pieds, tantôt aux jambes ; alimens et boissons, *id.*

10. Amaigrissement sensible ; quintes plus fréquentes. Il est chagrin , colère, néanmoins il continue à courir.

> Extrait de belladone. . . . . gr. xv.
> Eau. . . . . ℥ iij.

A prendre comme plus haut le 10, 11, 12 et 13 ; même régime.

Jusqu'au 23, l'enfant s'affaiblit de plus en plus. Constipation malgré quelques lavemens émolliens; (calomélas... gr. iv. Ils procurèrent trois ou quatre selles sans coliques.

> Extrait de belladone. . . . gr. xviij.
> Eau. . . . . ℥ iij.
> Sirop diacode. . . . . . ℥ j.

A prendre par cuillerée à café de demi-heure eu demi-heure, est-il dit dans la formule; mais elle a été administrée comme toutes les autres en présence du médecin ou en son absence selon la position de l'enfant, le 23, 24, 25 et 26. On fit des frictions sur la poitrine avec la pommade d'Autenrieth. Il prescrivit encore une potion avec quelques gouttes d'acide prussique médicinal que l'enfant ne prit pas.

Le père voyant que la maladie de son enfant ne faisait qu'augmenter, qu'il était très faible, qu'il gardait le lit depuis quelques jours, dit au médecin qu'il désirait employer une tisane ou sirop qui lui avait été conseillé comme infaillible contre cette maladie par une bonne femme : ce rémède eut seulement pour effet de produire chaque jour plusieurs selles. Après 15 ou 17 jours, on reclama de nouveau les soins du médecin. Cet enfant était dans un état désespéré. Une inflammation de poitrine des plus intenses existait avec la coqueluche. Sa respiration était d'une difficulté extrême. Ses pommettes étaient d'un rouge brun, la fièvre excessive, l'expectoration purulente et sanguinolente. Ses facultés intellectuelles ont toujours été saines. Tous les secours furent inutiles ; il expira le lendemain pendant une quinte, après trois mois et demi de maladie.

A quelle cause attribuer la mort de cet enfant? est-ce au traitement? est-ce au remède de commère donné par les parens? Est-ce à la violence seule de la maladie?

Supposons que le médecin qui l'a traité soit appelé devant un conseil de médecins pour donner des explications sur le traitement qu'il a employé, pourrait-il le justifier? pourrait-il prouver qu'il a agi rationellement, d'après quelques principes de l'art? Pourrait-il enfin prouver, si on voulait trouver des fautes dans ce traitement, qu'on ne pourrait s'en prendre qu'aux systématiques puisqu'il ne s'est conduit que d'après leur thérapeutique? Voyons ce qu'il répondrait ou ce que nous répondrions.

I. Le traitement. Que voyons-nous dans ce mode de traitement? qu'à cause de la gravité du mal, de son opiniâtreté, le médecin traitant en médecin éclectique, s'est vu dans l'obligation d'avoir recours à trois systèmes : à la thérapeutique de M. Broussais ; aux thérapeutiques du système physiologique et des vitalistes, et à la thérapeutique des contra-stimulistes.

1° Le système physiologique. Pendant les 25 ou

26 premiers jours, on ne s'est point écarté de ce système ; c'est le régime, les sangsues, les boissons adoucissantes, les béchiques, les lavemens, qui ont été mis à contribution. Cet raitement a été nul pour diminuer l'intensité de la maladie, comme il l'est la plupart du temps dans tous les cas graves.

2° Les thérapeutiques des physiologistes et des vitalistes. En effet je vois un mélange de ces deux systèmes depuis le 5 octobre jusqu'au 2 novembre; n'est-ce pas là le traitement qu'aurait employé l'illustre Barthez? Ce sont les antiphlogistiques, les potions calmantes, puis l'acide prussique, qui n'ont rien fait, qui n'ont amené aucune amélioration, et qui n'ont pas empêché l'enfant de manger, de jouer après les quintes comme s'il ne prenait que des tisanes émollientes.

3° Le contra-stimulisme. Depuis le 3 novembre jusqu'au 26, ça été la méthode rasorienne, modifiée selon les symptômes de la maladie et l'état de l'enfant.

Indépendamment de ces explications sur les thérapeutiques différentes dans cette maladie, voyons si ces modes de traitement n'ont pas fait mal. Ce n'est pas assez de dire : j'ai dirigé mes moyens thérapeutiques d'après tels systèmes, tels auteurs; il faut encore prouver qu'on l'a fait à propos et qu'on devait le faire. Comme je l'ai déjà dit, les émolliens, les sangsues, la diète, sont quelquefois des moyens plus dangereux dans des maladies très graves, je dirai plus, sont plutôt des poisons que les moyens les plus actifs. Par exemple, si MM. Gendron et Breschet n'avaient donné que de l'eau dans des cas d'iléus ; si on avait traité le diabétès par les antiphlogistiques ; si on avait continué à traiter par les affaiblissans l'inflammation de poitrine dont j'ai rapporté l'observation, il est indubitable qu'ils seraient tous morts. Si le médecin de cet enfant avait continué les antiphlogistiques qui ne produisaient aucuns bons effets, je dis qu'il aurait eu des reproches à se faire, puisqu'il n'aurait pas usé de tous les secours que lui offrait la médecine. N'est-il pas absurde, que des médecins disent : « Moi, je guéris mes malades avec des moyens doux ! » « Oui, vous guérissez des indispositions, mais très rarement des maladies graves. Vous n'auriez pas guéri les malades dont je viens de parler ; ils seraient tous morts entre vos mains ou entre celles de M. Broussais. Vous vous en seriez pris alors à la violence du mal, qui aurait résisté, auriez-vous dit, à vos moyens thérapeutiques, ce que je n'aurais pas eu de peine à croire. Des moyens doux sont des émolliens, lorsqu'on voit qu'on peut.

guérir sans en administrer d'autres. Un moyen doux est de donner six, dix grains de tartre sti-bié comme dans la pneumonie citée plus haut, lorsqu'elle a résisté à des moyens qui paraissaient d'abord les plus rationels. Un moyen doux est de donner de fortes doses d'opium ou d'autres sub-stances narcotiques, lorsque les circonstances l'exi-gent, comme dans les cas d'iléus, de diabétes, etc. Enfin les moyens reconnus les plus violens de-viennent les moyens les plus doux lorsqu'on sait profiter des occasions favorables à leur usage. Ainsi tous les moyens thérapeutiques employés chez cet enfant me paraissent avoir agi comme des substances même trop douces, puisqu'ils n'ont pas amené le plus petit changement, la plus petite perturbation. Les adoucissans, les sangsues, les révulsifs, les narcotiques, l'acide prussique, n'ont pas produit le plus petit effet, la plus légère im-pression ; la première, la deuxième, la troi-sième cuillerée de la première potion avec les dix grains d'extraits de belladone, pas davantage. Le lendemain l'enfant étant le même, on en a donné une seconde. Enfin il y a eu tolérance parfaite, les doses qui se sont suivies n'ont pas empêché l'en-fant d'avoir de l'appétit, de s'amuser. Car si la tolérance n'avait pas pu s'établir, c'est à dire si la

première cuillerée à café de la première potion avec
la belladone avait amené des accidens, on n'aurait nécessairement pas donné la seconde, la troi-
sième. Le lendemain on n'aurait pas réitéré la
même potion; enfin on n'en aurait pas administré plusieurs autres après, si les premières avaient
incommodé. *Les doses de belladone eussent été
quatre fois plus élevées que cette observation n'en
serait pas moins inattaquable à cause des effets
produits.* On ne peut pas supposer qu'un médecin
aurait donné, pendant 40 à 45 jours et plus, des
moyens dont les effets auraient été de produire des
accidens continuels. D'ailleurs les parens ne l'eussent jamais souffert. Puis la maladie n'a point
changé de caractère; ça toujours été la coqueluche
sans aucune complication; à la fin vint une inflammation de poitrine des plus intenses pour ter-
miner les jours du malade, causée sans doute par
la violence de la toux.

II. Le remède de commère. Il a été presque in-
signifiant par son action. C'était seulement un
doux purgatif dont l'effet a été de faire une légère
dérivation sur le canal intestinal.

III. La maladie. Je crois que si cet enfant n'avait
suivi aucun traitement, avait été abandonné à lui-
même, il serait également mort. La maladie,

comme je l'ai déjà dit, n'a jamais changé de caractère ; elle a eu une marche progressive qui lui
est propre, qu'elle n'a due qu'à sa nature. L'enfant a toujours été le même quand il prenait des
médicamens et lorsqu'il n'en prenait pas. Il m'est
arrivé d'être appelé pour des malades sur le point
d'expirer, atteints de coqueluche depuis trois mois:
la maladie avait suivi la même marche, présentait
absolument les mêmes symptômes ; les parens n'a-
vaient donné que des boissons émollientes et du
sirop de gomme. Beaucoup de médecins ont été à
même de faire de pareilles observations.

D'après tout ce qui précède, on voit que j'admets qu'il devrait exister *pour certains cas*, une
responsabilité médicale autre que la morale; mais
elle ne devrait avoir lieu que devant des conseils de
médecins, ou si l'on veut devant des tribunaux
composés de médecins : toutes les condamnations
prononcées jusqu'à présent par les tribunaux ordi-
naires ont été pour la plupart injustes, arbitraires;
aussi est-il urgent de revoir ce point de législation.
Je ne sais ce qui sera décidé à cet effet à l'académie
de médecine et aux chambres; quant à moi, il me
semble qu'il est des cas dans lesquels les médecins et les chirurgiens font des fautes si évidentes
qu'ils devraient être passibles de quelque peine.

Dernièrement n'avons-nous pas vu que des sages-femmes avaient fait l'opération du filet et qu'elles avaient laissé mourir d'hémorrhagie les opérés? N'avons-nous pas vu qu'un chirurgien avait piqué l'artère brachiale et qu'il n'avait pas su remédier à cet accident?

Ne devrait-on pas dans l'intérêt de l'humanité, traduire ces personnes devant des conseils de médecins, les suspendre pour six mois ou un an et les envoyer passer ce temps dans une école de médecine?

Ne voit-on pas aussi et peut-être plus souvent encore des médecins, aussitôt la réception de leur diplôme, cesser de travailler, de suivre les progrès de la médecine, oublier ce qu'ils ont appris, commettre les bévues les plus grossières, devenir enfin des empiriques, des routiniers, ou bien de ces hommes sans tact, sans jugement, plutôt faits pour les travaux manuels, ne jamais savoir à quelles maladies ils ont affaire, et par conséquent les traiter toujours au hasard. Qui n'a pas vu de ces médecins se conduire ainsi, dans le cas suivant:

Un individu d'un tempérament athlétique, sanguin, ayant toujours joui d'une bonne santé, est atteint de la goutte. Elle disparaît en partie et se porte, comme on dit vulgairement, sur l'estomac, la poitrine, la tête. On lui administre un éméto-cathartique ou un drastique ; le malade meurt.

Ne pourrait-on pas réprimander un médecin aussi coupable? Pourrait-il justifier sa conduite?

Quel remède apporter à cela? il faudrait à mon avis le suspendre dans l'exercice de ses fonctions pour un temps plus ou moins long qu'il irait passer aux cliniques des médecins des facultés de médecine. L'humanité ne crie-t-elle pas vengeance? doit-elle souffrir de tant d'ignorance? Législateurs, c'est à vous à veiller à ses intérêts! Si l'ignorance de ces médecins n'est pas un crime, il en serait un, selon moi, pour vous qui, à même de pouvoir parer à de pareils inconvéniens, ne feriez rien pour y remédier. On répondra à cela, qu'à l'avenir, on sera plus sévère dans les examens pour le doctorat. Ce n'est pas assez : peu importe cette sévérité, si aussitôt après, ils ne font plus que la médecine pratique, sans s'informer des progrès que la médecine fait tous les jours.

Je m'arrête, ne voulant point passer en revue toutes les questions qui se rattachent à la responsabilité médicale, au savoir ou à l'ignorance de quelques docteurs.

CONCLUSION.

Dans ce travail, beaucoup trop court sans doute pour le développement de questions importantes que je n'ai fait qu'effleurer, j'ai eu principalement en vue dans ce moment-ci : 1° de donner quelques idées générales de thérapeutique, 2° de faire voir les idées contradictoires de M. Broussais; 3° de donner mon opinion sur le moyen de déterminer *en général* la violence d'action des médicamens et particulièrement des narcotiques et narcotico-âcres, puisqu'on ne peut pas s'en former une idée d'après les ouvrages de matières médicales et les formulaires; 4° d'indiquer les doses les plus fortes que peut supporter, dans l'état de santé, un adulte qu'on doit toujours prendre pour point de comparaison; 5° le plus ou moins grand nombre de fois qu'on peut sans inconvénient réitérer ces doses de médicament dans les vingt-quatre heures; 6° l'influence qu'ils exercent sur l'économie animale en continuant leur usage, 7° la possibilité d'augmenter les doses de narcotiques au bout de quelque temps de leur usage, sans l'intention de vouloir préciser les circonstances pathologiques dans lesquelles ils doivent être employés ; 8° la difficulté de prouver la maladresse de quelques chirurgiens et médecins; 9° le petit nombre de faits pratiques dont les médecins doivent être responsables, etc., etc. Ces connaissances forment la base de la thérapeutique. Sans elles, on ne peut pas plus être médecin praticien qu'on ne peut l'être sans l'anatomie et la physiologie.

———

PROPOSITIONS MÉDICALES.

I. Guérir est le but final des efforts des médecins dans les maladies. La thérapeutique qui a pour objet leur traitement est donc la partie la plus importante et la plus utile de toutes les branches de la médecine.

II. La thérapeutique doit puiser ses principes bien plus dans les résultats de l'expérience, que dans les théories médicales.

III. Ni la physiologie, ni les expériences, ni la thérapeutique ne peuvent nous donner d'explication satisfaisante sur le mode d'action intime des médicamens. Par exemple : le quinquina guérit les fièvres intermittentes; l'iode, le goître; le mercure, la syphilis, etc.; mais nous ne savons pas de quelle manière.

IV. Sans les médicamens qui sont les agens modificateurs de l'organisme, il n'y aurait point de thérapeutique.

V. Le médecin doué du génie de son art, toujours au niveau des connaissances médicales, faisant la bonne médecine éclectique, met à profit, dans sa pratique, une foule d'agens toujours très bornés dans les systèmes exclusifs.

VI. Pour employer un agent thérapeutique, le médecin praticien doit être fixé sur sa violence d'action, afin de l'administrer sans danger, avec la certitude qu'il n'occasionnera pas d'accidens.

VII. Le médecin doit connaître le système sur lequel les médicamens portent leur action (autant que la science ou l'expérience a pu nous le faire connaître), de quelle manière ils agissent sur les parties sur lesquelles on les applique; s'ils en ont une sur celles plus éloignées. Par exemple, il doit savoir que les narcotiques pris par l'estomac agissent sur le cerveau et les nerfs; que leur action locale est presque nulle : que pris en lavemens, placés sur des plaies ou dans le tissu cellulaire, ils portent leur action toujours sur le cerveau et les nerfs; que s'ils produisent la mort, ce n'est point par leur action sur les organes sur lesquels on les applique, mais bien par celle sur le système nerveux. Il doit encore savoir qu'injectés dans les veines, en lavemens, placés sur des parties dénudées de la peau, ils ont plus d'effet que pris par l'estomac qui leur fait toujours subir une perte par l'élaboration qu'ils y éprouvent.

VIII. Les expériences sur les animaux sont d'un grand secours pour connaître la force et l'action des médicamens. Le chien est celui de tous les animaux le plus facile à se procurer qui ressemble le plus à l'homme et qui peut fournir les résultats les plus applicables.

IX. La durée d'action d'un médicament étant connue, le médecin sait alors quand il peut réitérer la dose sans inconvénient, s'il y a indication thérapeutique.

X. L'habitude rendant les organes moins sensibles à l'impression continuée des médicamens, il faut en augmenter les doses, après quelques jours de leur usage, si on veut continuer la médication. Il n'en est pas de même des minéraux.

XI. L'habitude est surtout remarquable dans l'usage continué des narcotiques.

XII. Presque tous les narcotiques ou narcoticoâcres ont une action spéciale, au point du système nerveux sur lequel ils se portent plus volontiers.

XIII. On ne peut raisonnablement pas dire que les substances narcotiques ou narcotico-âcres fassent mal ou produisent une action médicatrice, si elles ne donnent pas des effets sensibles ; par exemple, si l'opium et la belladone n'occasionnent aucun des signes qui leur sont particuliers, même avec de très fortes doses, leur administration peut être considérée comme nulle.

XIV. On ne pourait avec raison dans aucune circonstance, critiquer le traitement d'une maladie du système nerveux, à cause de l'emploi des narcotiques ou narcotico-âcres, si l'on n'a pas vu le malade, ou au moins étudié sa maladie et les effets du remède.

FIN.

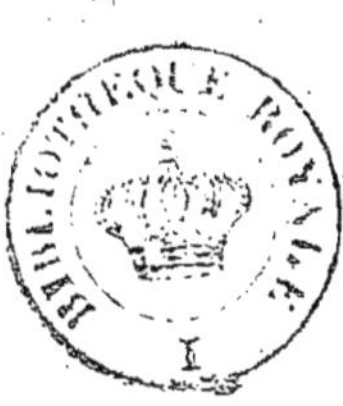

www.ingramcontent.com/pod-product-compliance
Ingram Content Group UK Ltd.
Pitfield, Milton Keynes, MK11 3LW, UK
UKHW020938140726
13695UKWH00003B/1084